U0748735

观耳识病

耳穴诊断可视化全书

张慧 编著

全国百佳图书出版单位
中国中医药出版社
·北京·

图书在版编目（CIP）数据

观耳识病：耳穴诊断可视化全书 / 张慧编著.
北京：中国中医药出版社，2025. 8（2025.10重印）.
ISBN 978-7-5132-9647-2

Ⅰ. R241.2

中国国家版本馆CIP数据核字第2025LW6828号

中国中医药出版社出版
北京经济技术开发区科创十三街 31 号院二区 8 号楼
邮政编码　100176
传真　010-64405721
河北品睿印刷有限公司印刷
各地新华书店经销

开本 880×1230　1/32　印张 5.75　字数 128 千字
2025年8月第1版　2025年10月第2次印刷
书号　ISBN 978-7-5132-9647-2

定价　69.00元
网址　www.cptcm.com

服务热线　010-64405510
购书热线　010-89535836
维权打假　010-64405753

微信服务号　zgzyycbs
微商城网址　https://kdt.im/LIdUGr
官方微博　http://e.weibo.com/cptcm
天猫旗舰店网址　https://zgzyycbs.tmall.com

如有印装质量问题请与本社出版部联系（010-64405510）

《观耳识病——耳穴诊断可视化全书》

编委会

编　　著　张　慧

协　　编　杨爱花　金秀莲　李守增

绘画制作　黄小萌

技术支持　张昭东

慧朴中医二维码

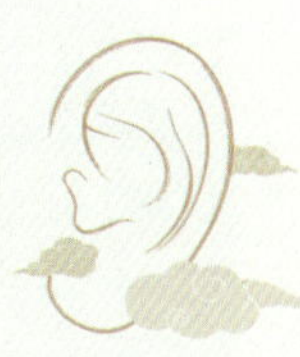

作者简介

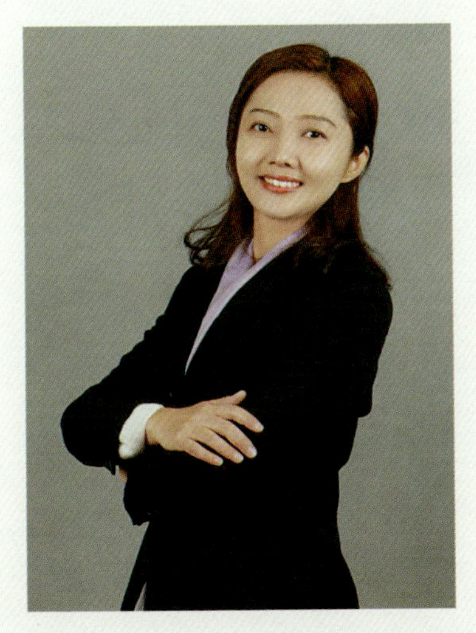

张慧，毕业于北京中医药大学针灸推拿专业，医学硕士，副教授，主治医师；从事中医针灸临床和教学工作20余年；任国家卫生健康委员会中医预防保健调理技术推广专家、国家中医药管理局中医适宜技术推广专家、中国民间中医医药研究开发协会养生康复医疗专业委员会专家、北京联合大学校外研究生导师、慧朴中医创始人、“一带一路”中非论坛“尼日利亚国际中医药文化大使”。

师承经历：其师从“世界耳医学之母”黄丽春教授，擅长耳穴诊病治疗；师从北京中医药薪火传承专家王居易教授，善于运用经络探查判断经络腧穴的功能状态；师从武当道教协会祝华英道长，擅

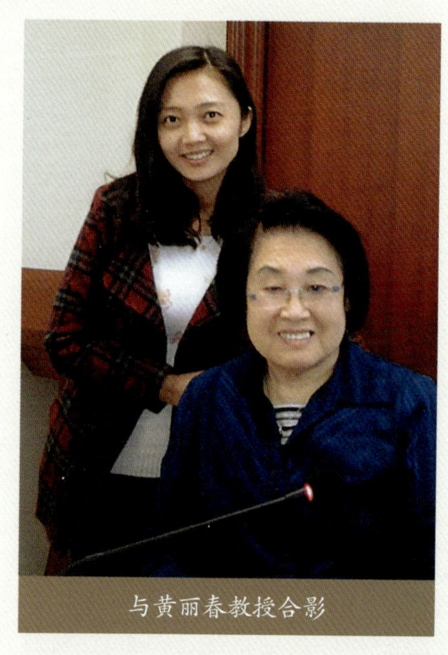
与黄丽春教授合影

长运用双诊脉法诊断经脉的运行状态和阴阳平衡状态；师从董氏奇穴传承人台湾邱雅昌医师，擅长用董穴奇穴针灸治疗各种痛证和疑难杂症。

著作成果：其担任《针刺事故与预防》、教育部 1+X 教材《中医体质评估与应用》副主编，《经络诊察与推拿临床思维训练》等 7 本著作编委；录制国家卫生健康委员会中医康复理疗师与中医预防保健调理师培训课程、国家中医药管理局中医药适宜技术培训推广课程及教育部 1+X 职业技能中医体质调理等级培训、劳动部保健按摩师、中国残疾人联合会中医讲堂、劳动出版社职业培训数字课程、中国工会网中医适宜技术、华医网中医适宜技术、藏象医学教育网脏腑辨证等网络课程；承担中国中医药出版社名方解读、中国民间疗法微视频录制及首都图书馆家庭保健养生讲座等工作。

前　言

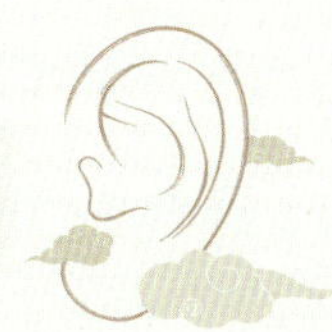

耳穴诊断法（简称耳诊），是通过观察耳郭穴位的异常反应来辅助诊断疾病的方法。早在《黄帝内经》中，就有关于运用耳郭诊断疾病的记载。古代医家已发现，通过观察耳郭的位置、大小、厚薄、形态及颜色，可判断脏腑机能状态。现代实践进一步证实，当躯体或内脏发生病变时，耳郭相应部位常会出现色泽、形态的异常改变，或伴有压痛敏感、皮肤低电阻等反应，这些均可作为疾病诊断的重要辅助依据。

在传承古代耳诊经验的基础上，结合解剖学、胚胎学，以及遗传学、免疫学、神经体液学、生理学、病理形态学、临床症状学等多学科理论，耳穴诊断的综合学术体系逐步形成。耳诊方法主要包括望诊法、触诊压痛法和电测定法。其中，望诊法是医者在自然光线下，直接通过肉眼或借助放大镜，观察与躯体、内脏相关的耳郭对应部位出现的“阳性反应物”——如变形、丘疹、瘢痕、血管充盈、脱屑、油脂等色泽与形态的改变，进而分析判断疾病情况。

笔者有幸师从国际公认的“耳医学之母”黄丽春教授，系统学习耳医学知识与技能。经过十余年的临床实践与研究，笔者积累了丰富的耳穴诊断和治疗案例，且始终致力于耳医学的宣传与推广。本书力求以图文并茂及视频讲解（扫描正文二维码）的形式，展现耳穴诊断的独特价值，为中医学的推广与传播尽绵薄之力！

编委会

2025 年 8 月

扫一扫
看视频讲解

目 录

第一章 耳穴疗法的概述

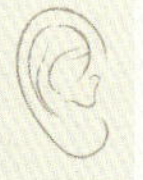

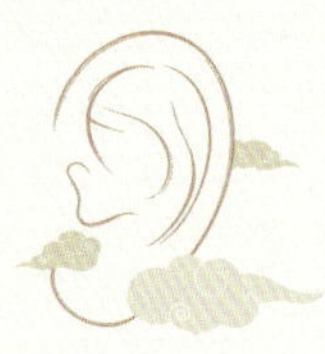

第一节　耳穴疗法的沿革

耳穴诊疗起源于中国，是中国传统医学的重要组成部分，至今已经有两千多年的应用历史。

一、原始医学时期

早期观察与朴素认知

• 中国新石器时代：出土耳部饰物（玉玦、骨环）可能隐含原始耳部治疗意识。

• 古埃及《埃伯斯纸莎草书》（公元前1550年）：记载耳部烧灼法治疗坐骨神经痛。

• 古希腊希波克拉底学派：通过耳部静脉放血治疗阳痿和生殖系统疾病。

二、传统医学体系形成期

•《黄帝内经》奠基（战国—西汉）。

《灵枢·口问》载“耳者，宗脉之所聚”，揭示了耳与全身经络关联。

《素问·缪刺论》记载“尸厥”刺耳中穴急救法。

• 马王堆帛书《阴阳十一脉灸经》提及耳脉循行。

三、历代医家实践拓展

• 晋代葛洪《肘后备急方》记载耳中塞药治卒聋。
• 唐代孙思邈《千金要方》记载艾灸耳后筋上治黄疸。
• 明代杨继洲《针灸大成》记载“耳尖穴”治疗眼疾。
• 清代张振鋆《厘正按摩要术》首创“耳背分属五脏”理论。

四、多民族医学融合

• 藏医《四部医典》记载耳垂褶皱与心脏病的关联观察。
• 蒙医“耳脉诊”体系通过耳部血管形态辅助判断寒热证。

五、近现代理论突破

（一）西方医学的介入

• 1951年法国外科医生保罗·诺吉尔（Paul Nogier）发现耳郭压痛与坐骨神经痛关系。

• 1957年保罗·诺吉尔在德国针灸杂志上发表耳郭疗法论文，提出“耳穴倒置胎儿投影理论”。

• 德国巴尔（Bahr）博士建立耳穴与自主神经系统的关联模型。

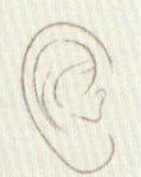

（二）中国耳穴学派崛起

• 1958年，叶肖麟译介诺吉尔理论，引发国内研究热潮。

• 1982年，南京陈巩荪团队出版首部《耳针研究》系统性著作。

• 1992年，张颖清提出“生物全息律”，为耳穴分布提供新解释框架。

• 20世纪19年代，黄丽春教授专注于耳穴专业诊断、治疗等研究工作，先后出版20余本专著。其担任耳医学国际研究培训中心主任，被誉为“世界耳医学之母”。

六、国际标准化进程

1987年WHO西太区会议

• 确立耳穴命名“三原则”（解剖部位、脏腑功能、病症名称）。

• 通过90个标准化耳穴定位（2008年修订增至93个）。

随着耳穴诊断、治疗、预防疾病、保健等方面的研究不断有新的发展，耳穴诊断治疗体系已成为别具特色的医学新体系。在我国乃至世界的医学事业中发挥了很好的医疗保健作用。

古代医学已注意到通过观察耳郭的位置、大小、厚薄、形态及颜色可诊断脏腑机能，特别是肾的情况。《黄帝内经》中记载：“耳坚者，肾坚；耳薄不坚者，肾脆。”“血气盛则眉美以长，耳色美；血气皆少则耳焦恶色。”“十二经脉，三百六十五络，其血气皆上于面而走空窍。”可见耳朵与肾气强弱、气血盛衰有着密切关系。我们可以根据耳的形态、色泽及耳垂的大小综合判断一个人的体质。健康的耳见图 1。

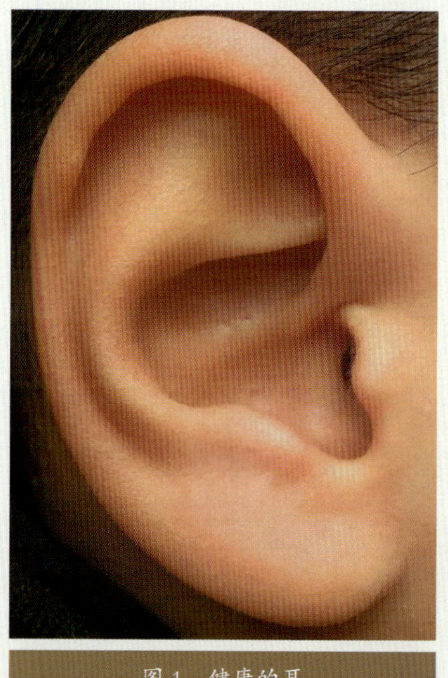

图 1 健康的耳

现代研究表明:耳垂与耳郭的比例与人的健康长寿有一定的相关性,正常人耳垂占耳郭的 1/4。耳垂长度超过耳郭总长度的 1/3,是长寿耳的典型特征之一。很多长寿老人 60 岁以后耳垂还有增长的趋势。

长寿耳

【特点】 耳垂长于耳郭的 1/3。见图 2。

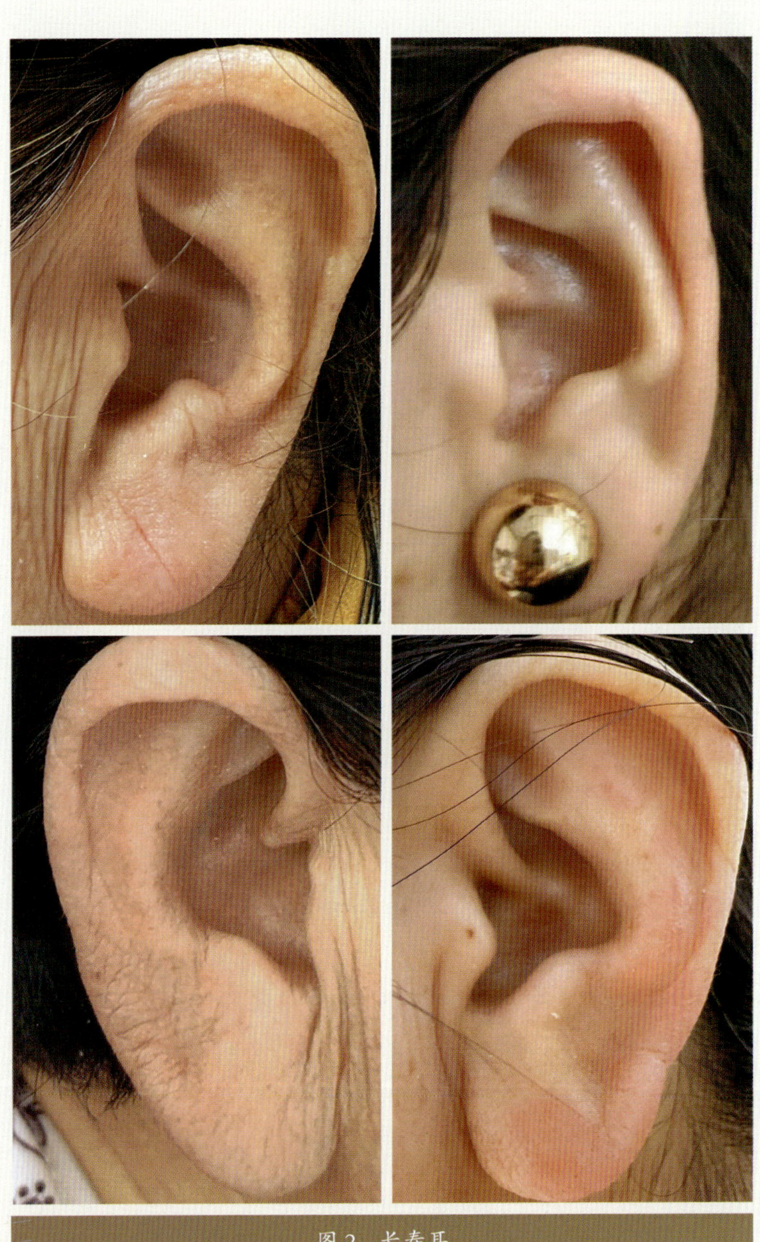

图 2　长寿耳

肾功能强健耳

【特点】 肾上腺、内分泌、三焦、皮质下、促性腺激素点丛毛旺盛。见图 3。

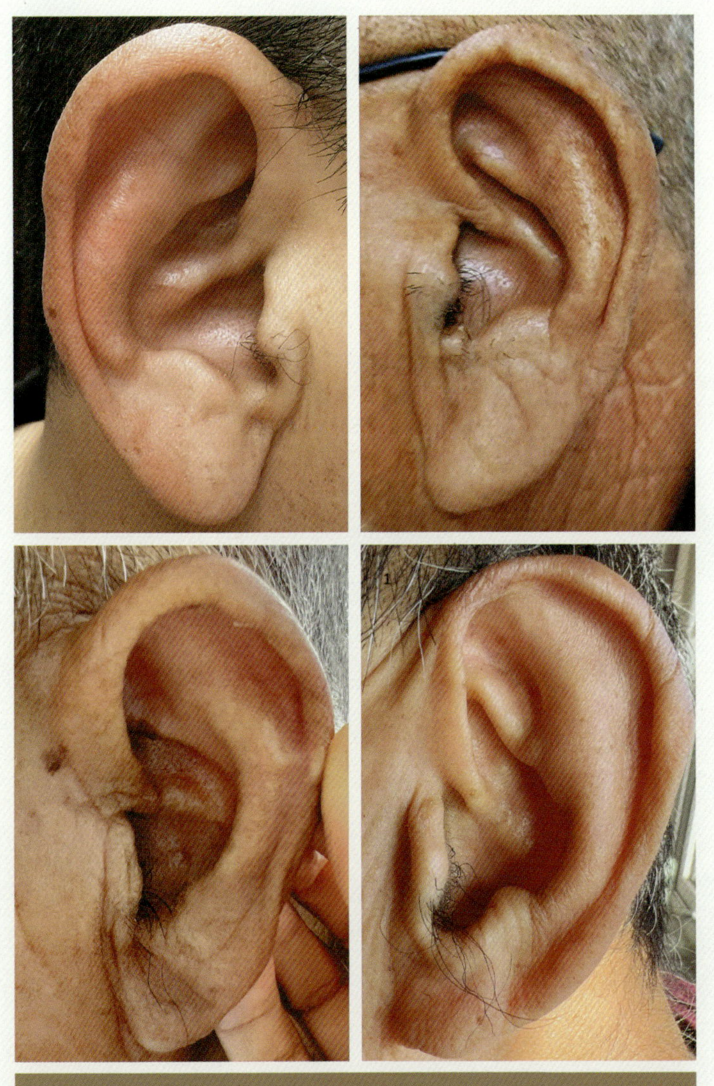

图 3　肾功能强健耳

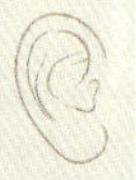

在预防疾病方面，宋代《苏沈良方》记载“摩熨耳目，以助真气”。明代《东医宝鉴》记载：“以手摩耳轮，不拘数遍，所谓修其城郭，以补肾气，以防聋聩也。”

在治疗疾病方面，《黄帝内经》记载：“尸厥……不已，以竹管吹其两耳。”明代记载：“灸耳尖……治眼生翳膜，用小艾炷五壮。”

古代耳穴治疗的方法有耳穴针刺法、耳穴放血法、耳穴贴压法、耳穴电针法、耳穴药物注射法、耳穴温灸法、耳穴贴膏法，还有按摩、磁疗、塞药、吹耳、割治等。民间当猪、牛、羊、鸡发生瘟疫时，常用碎碗片或刀具划破牲畜耳郭放血治疗，或剪耳尖治疗。可见，耳穴疗法在古代预防保健中有着广泛的应用，深受人们喜爱。

第二节　耳穴诊断疾病的依据

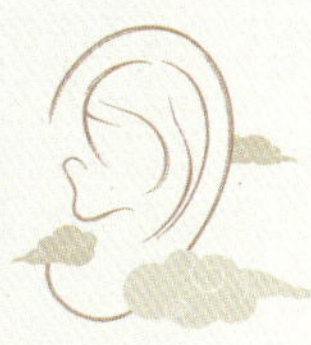

耳穴诊断疾病的理论依据主要基于中医整体观念、全息理论以及现代神经反射学说，其中全息理论和黄丽春教授的“钥匙与锁孔学说”是两种重要的理论支撑。

全息理论认为耳郭是人体全身的缩影（“倒置胎儿”模型），耳郭上的每个区域对应人体特定脏腑、器官或部位。当人体某处发生病变时，耳郭对应区域的皮肤、神经或血管会出现异常反应（如压痛、变色、结节、电阻降低等），从而成为诊断疾病的依据。神经解剖学发现，耳郭的神经分布（迷走神经、三叉神经等）与内脏器官存在神经反射通路，通过“耳–内脏反射”实现信息传递，验证了耳穴与全身的全息对应关系。

世界耳穴诊疗专家黄丽春教授提出“钥匙与锁孔学说”，强调耳穴与疾病的对应关系具有特异性。**钥匙**指疾病在耳郭上表现出的特异性反应点（如压痛点、电阻点）。**锁孔**指人体病变的器官或部位。通过寻找耳郭上的“钥匙”（特异性反应点），可精准定位“锁孔”（病变部位），实现疾病的诊断与靶向治疗。

当人体患病时，与疾病相关的耳穴部位常会出现以下阳性反应。

一、耳穴阳性反应

耳郭相应部位上的耳穴常见阳性反应包括：

1. 变色

红色、暗红、白色、暗灰、褐色、黑色。

2. 变形

（1）隆起：串珠、结节、条索、条状、片状。

（2）凹陷：点状、片状、线状。

3. 水肿

4. 丘疹

5. 脱屑

6. 血管充盈

条状、不规则、放射状、主干走行中断。

见图 4~图 20。

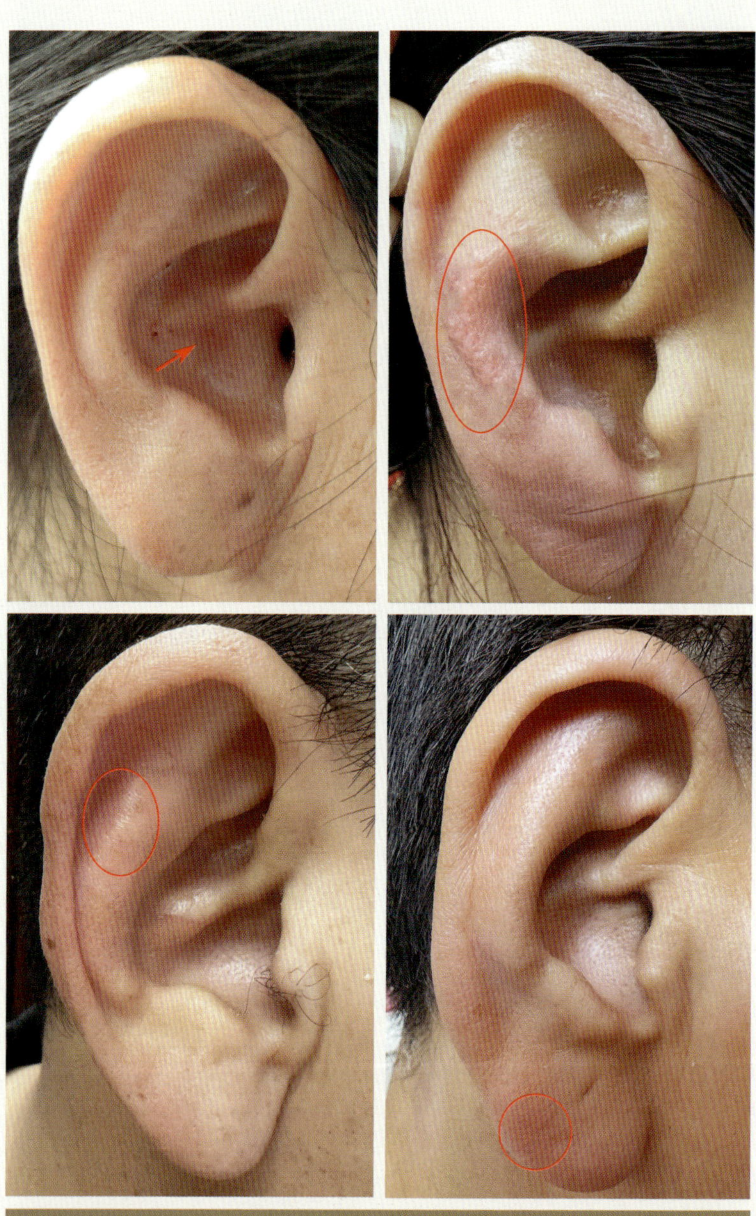

图 4　耳郭阳性反应——红色

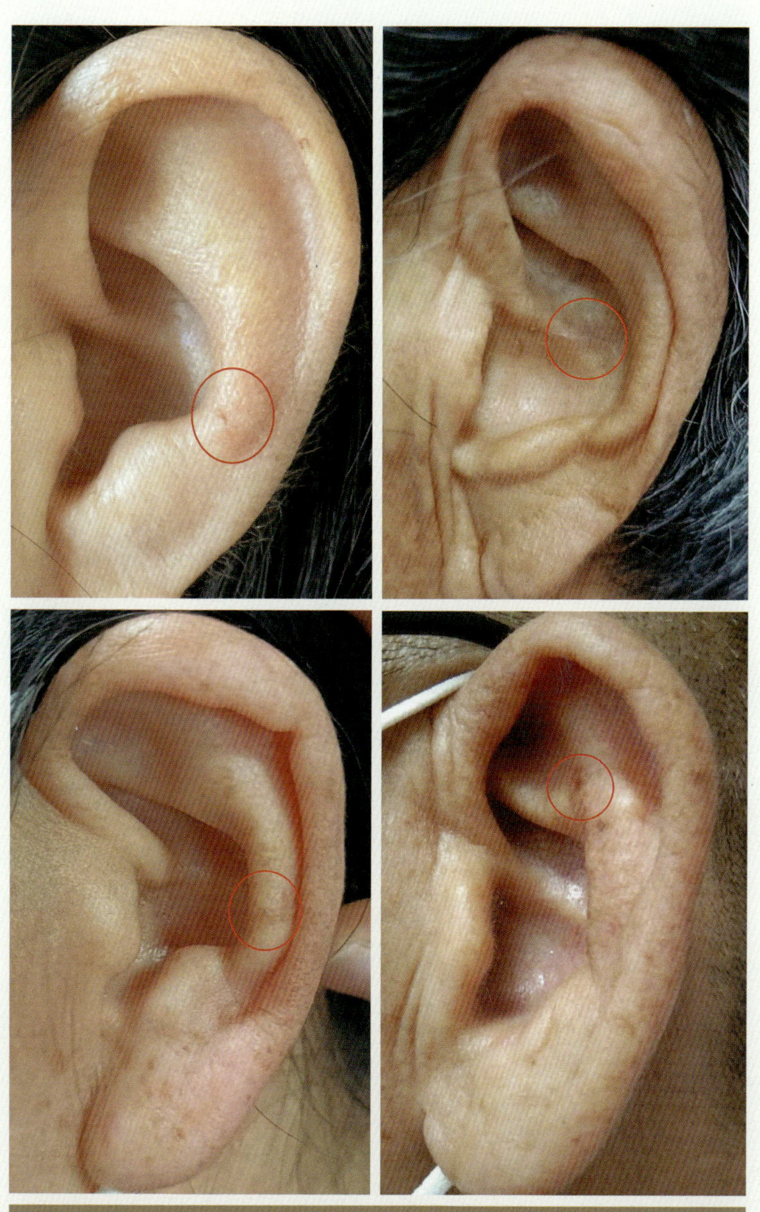

图5 耳郭阳性反应——褐色

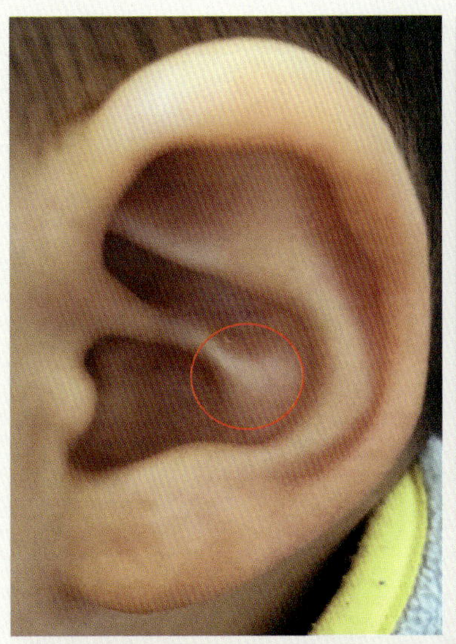
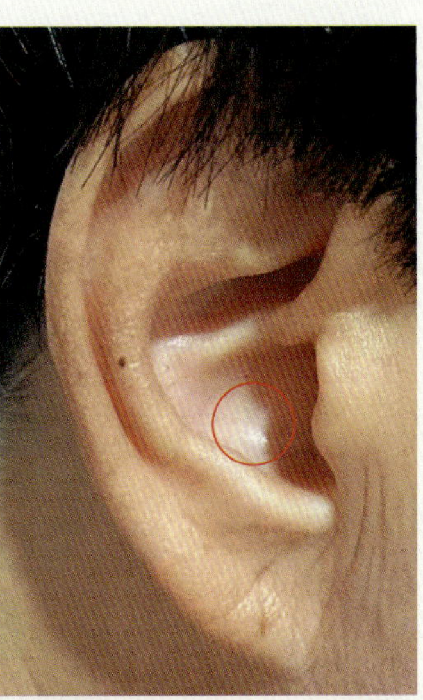

图 6　耳郭阳性反应——白色

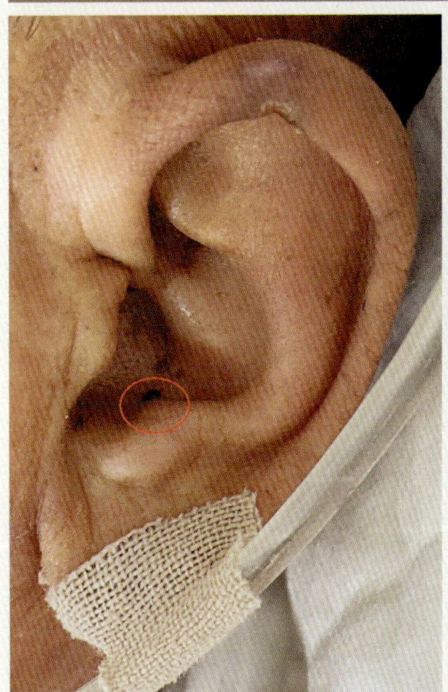
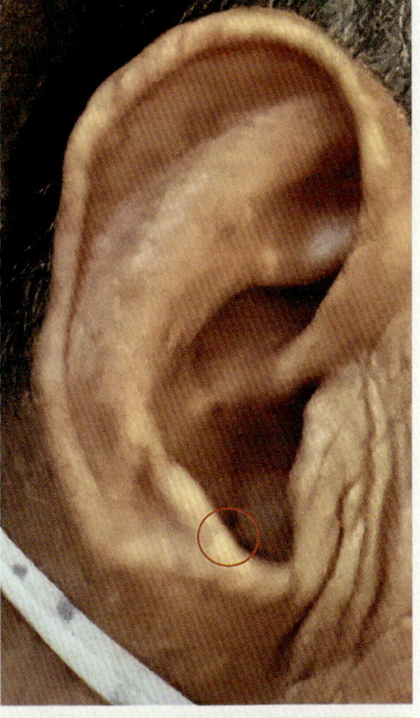

图 7　耳郭阳性反应——黑色出血点（脑出血）

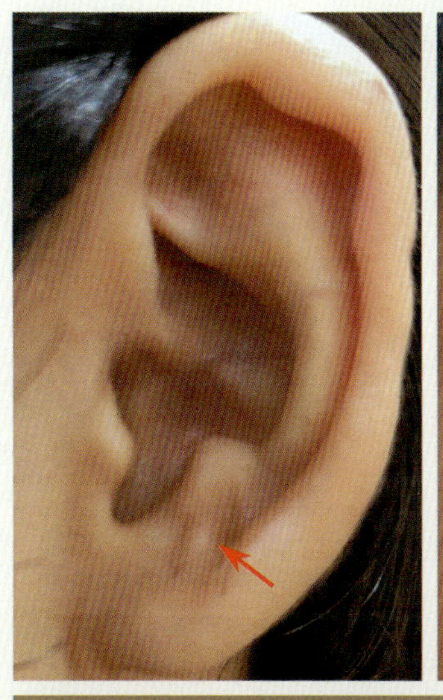
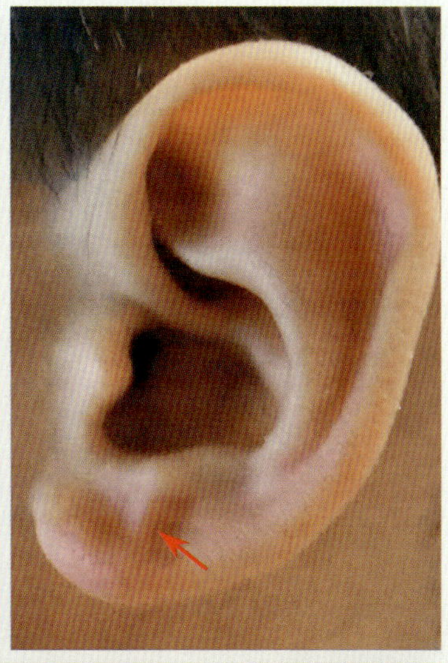

图 8　耳郭阳性反应——结节状隆起

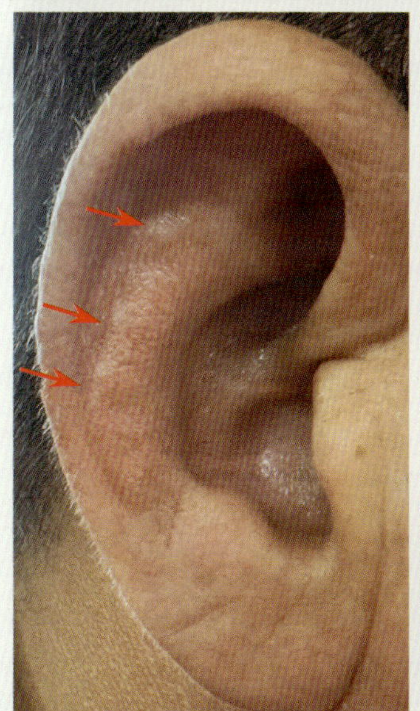
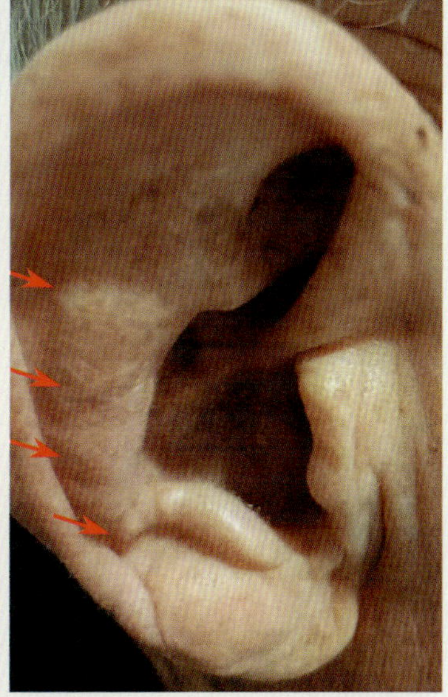

图 9　耳郭阳性反应——串珠状隆起

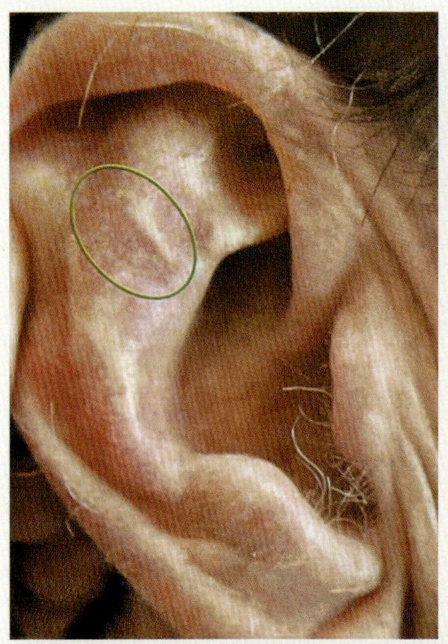
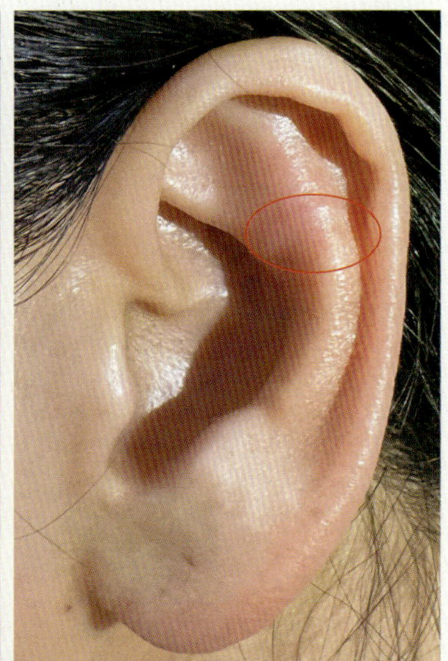

图 10　耳郭阳性反应——条索状隆起

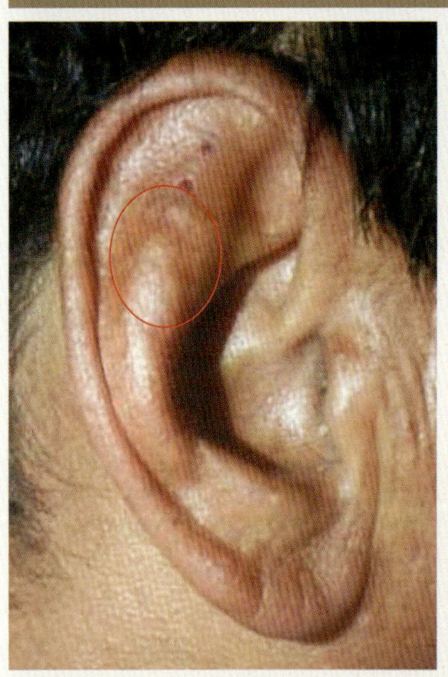
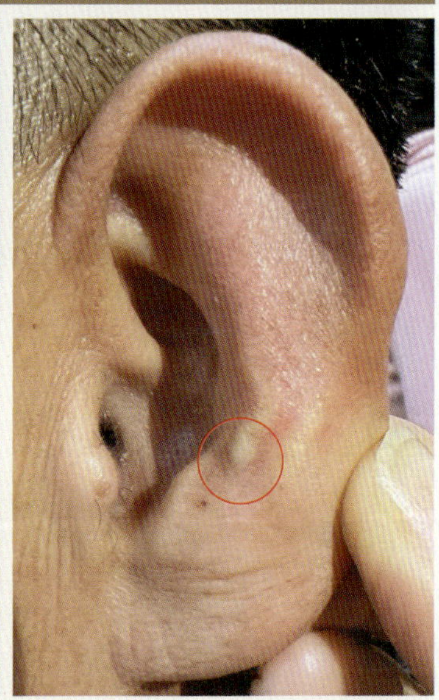

图 11　耳郭阳性反应——增生隆起

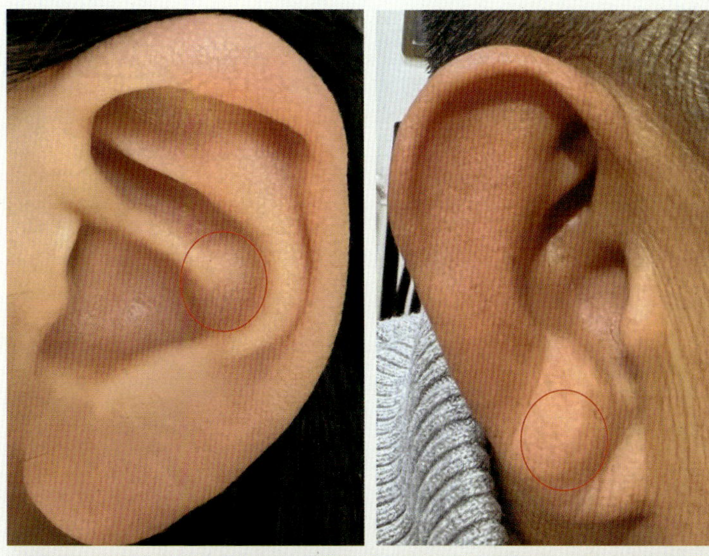

图 12　耳郭阳性反应——片状隆起

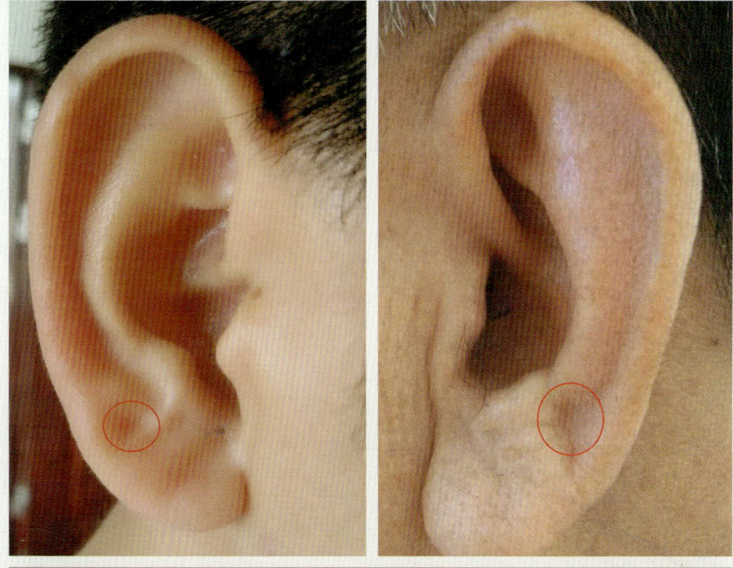

图 13　耳郭阳性反应——片状凹陷

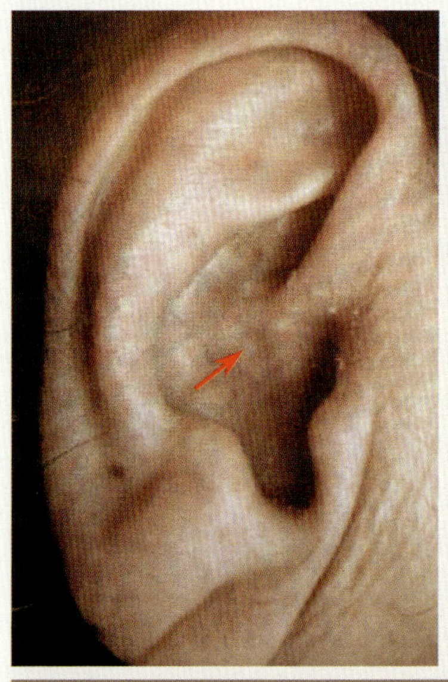

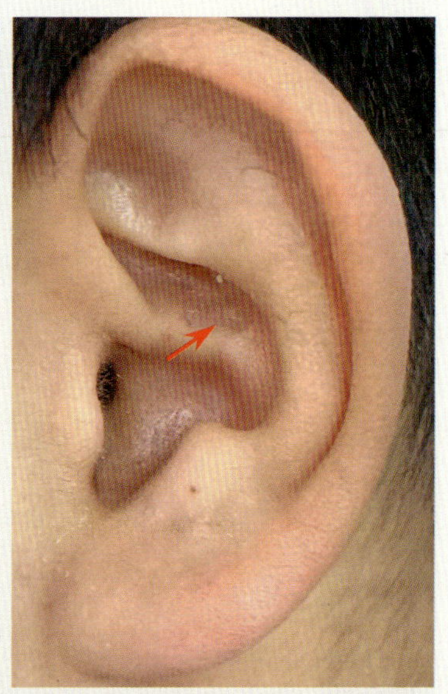

图 14　耳郭阳性反应——水肿（探测笔探后有压痕）

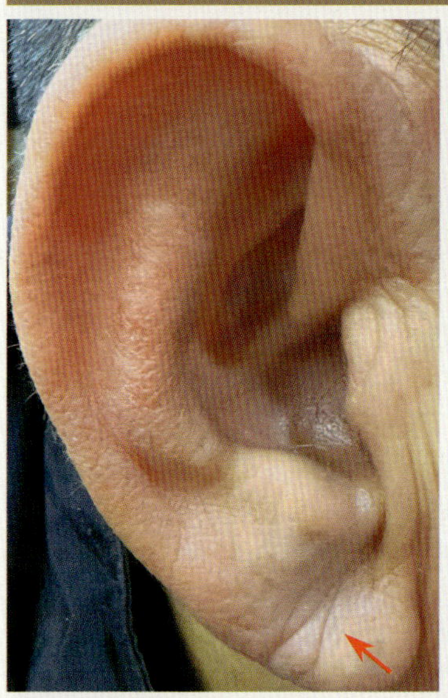

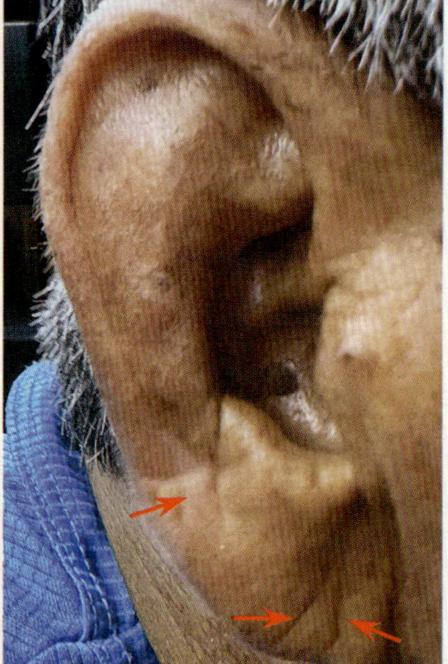

图 15　耳郭阳性反应——线状凹陷

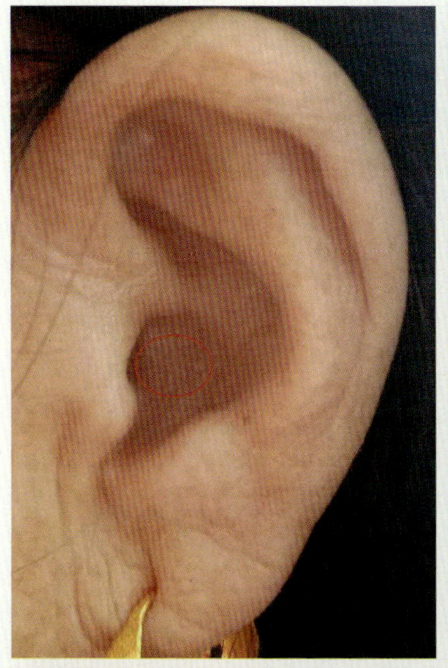
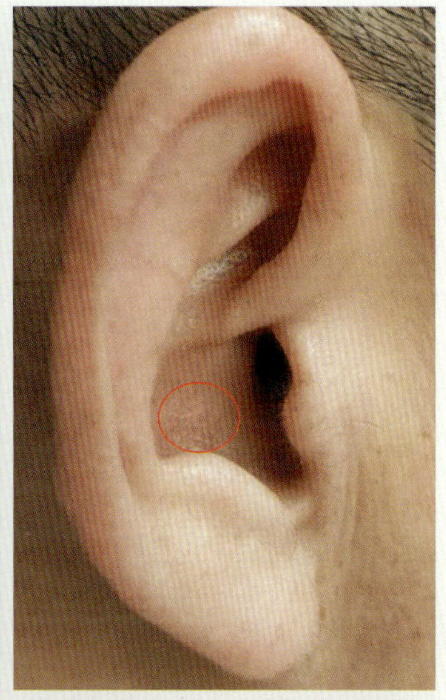

图 16 耳郭阳性反应——丘疹

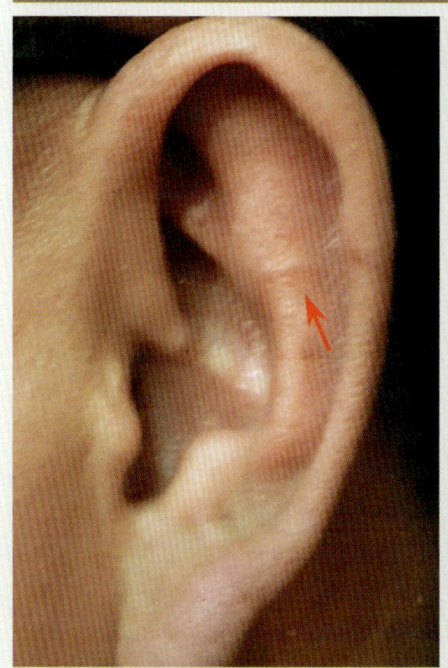
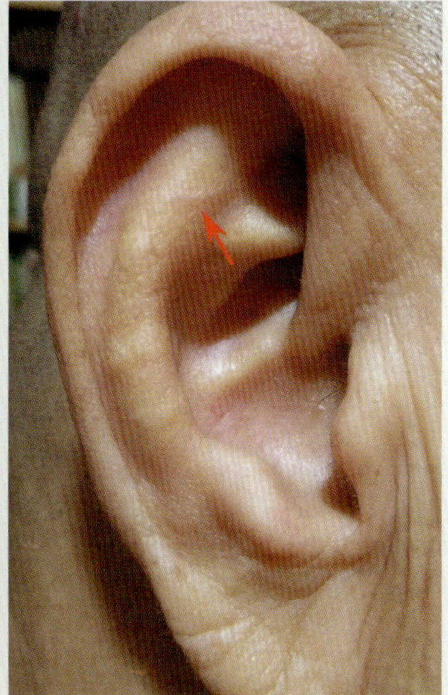

图 17 耳郭阳性反应——粗大血管

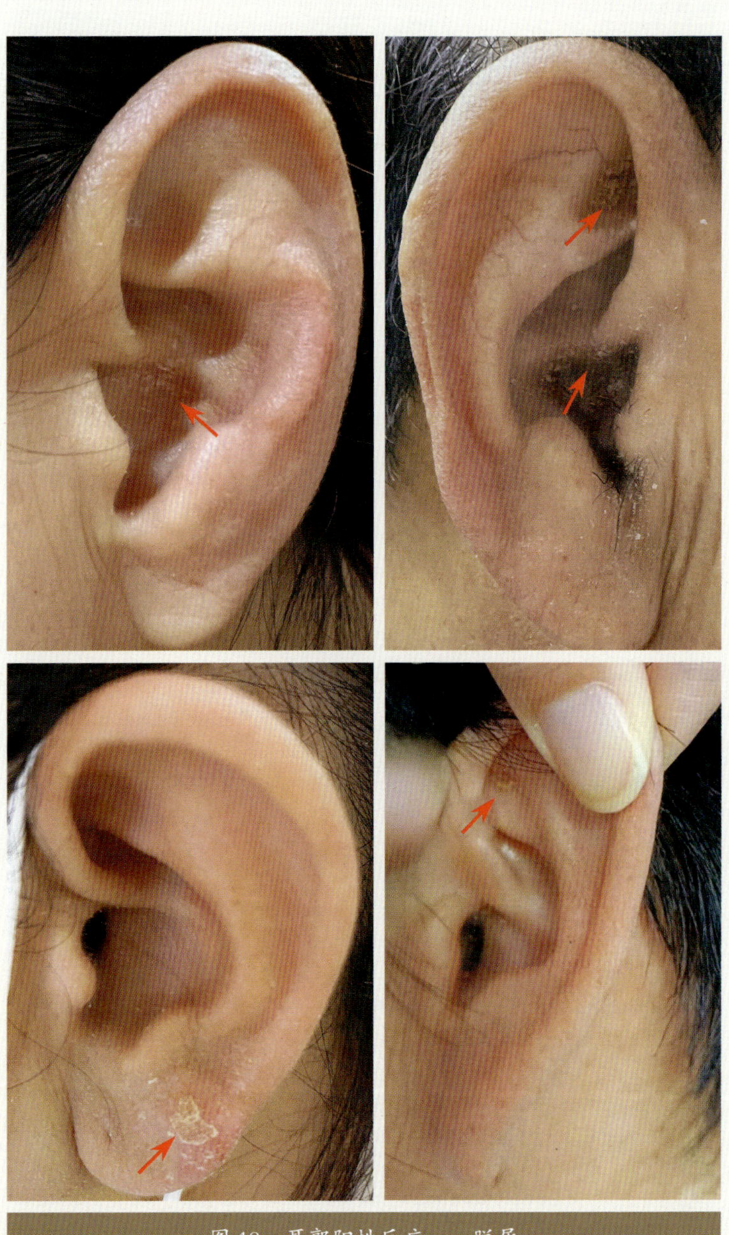

图 18　耳郭阳性反应——脱屑

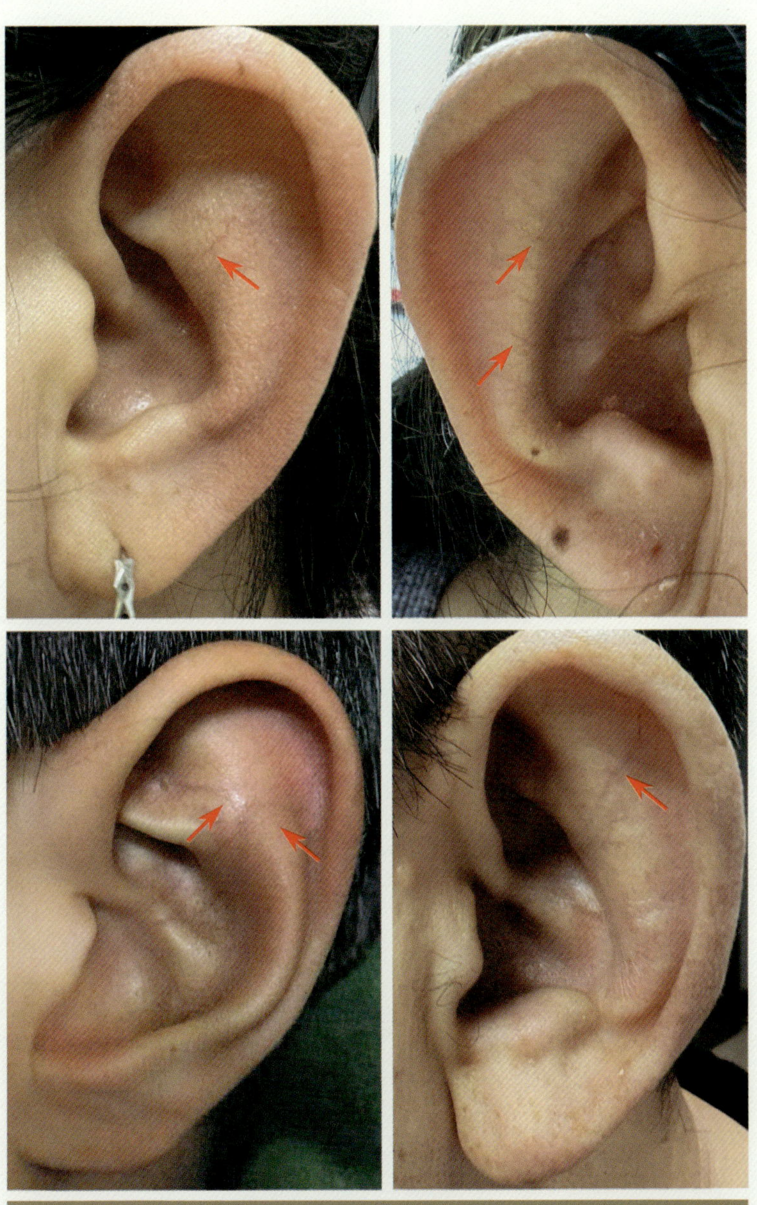

图 19　耳郭阳性反应——细小血管

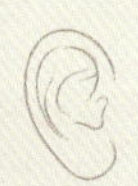

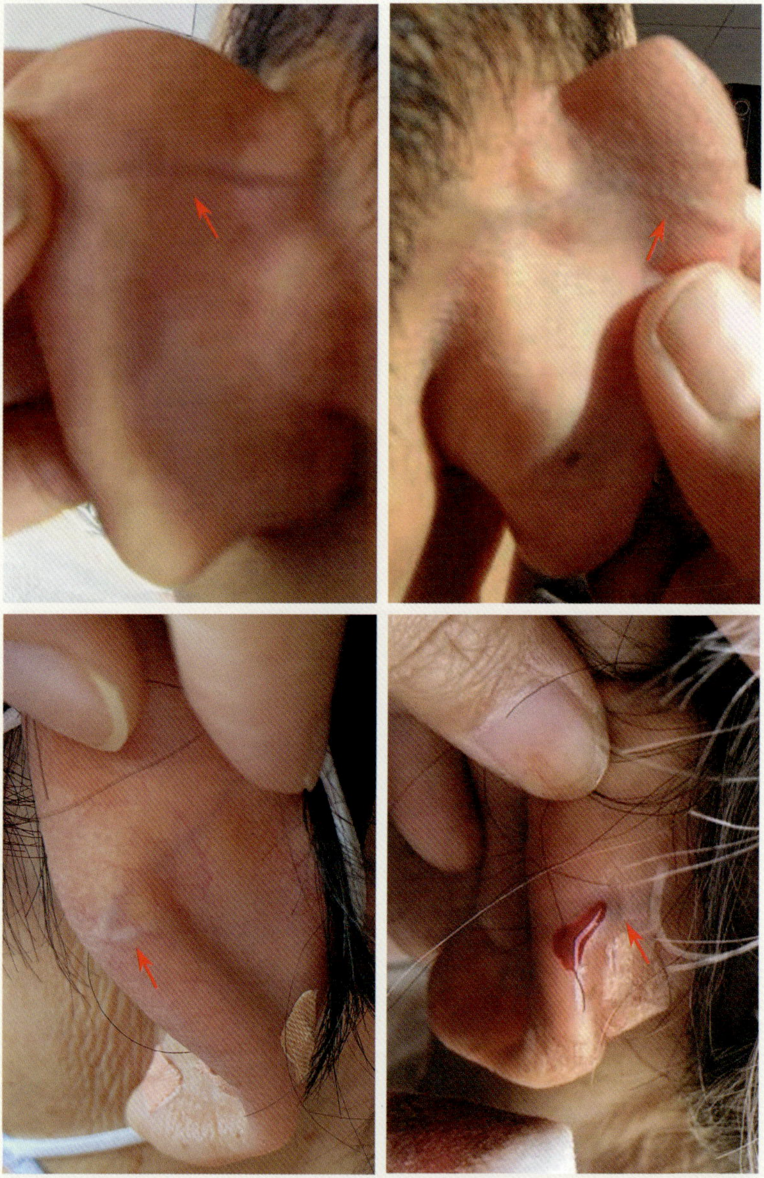

图 20 耳郭阳性反应——耳背静脉

二、耳郭阳性反应类型与疾病诊断规律

1. 红色:多诊断急性病、慢性病急性发作等。

2. 暗红色:多诊断疾病恢复期等。

3. 白色:多诊断慢性病等。

4. 褐色:多诊断慢性病、既往史等。

5. 灰色:多诊断肿瘤、内脏器官中毒等。

6. 黑色:多诊断相应部位出血等。

7. 结节状隆起:多诊断慢性病、遗传病、肿瘤、痔疮、痛风等。

8. 串珠状隆起:多诊断脊椎病、退行性病变等。

9. 条索状隆起:多诊断外伤、骨质增生等。

10. 条片状隆起:多诊断慢性器质性病变等。

11. 片状隆起:多诊断炎症、慢性器质性病变、肿胀等。

12. 点状凹陷:多诊断心律不齐、散光、溃疡、妇科病等。

13. 片状凹陷:多诊断炎症等。

14. 线状凹陷(沟):多诊断低血压、心律不齐、冠心病、缺齿、耳鸣、听力下降等。

15. 水肿:多诊断慢性器质性病变、心脏病、糖尿病、肾病等。

16. 丘疹:多诊断皮肤病、慢性炎症等。

17. 脱屑:多诊断皮肤病、炎症等。

18. 条段状血管充盈:多诊断急性病、炎症、痛症、心肌梗死、血管病等。

19. 放射状血管充盈:多诊断血管病、痛症、急性病、外伤等。

20. 中断性血管充盈:多诊断心肌梗死等。

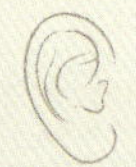

三、不同病症常见的耳穴阳性反应

1. 急性炎症：多见片状充血红润，有的中间发白，边缘红晕，毛细血管扩张，色泽鲜红，有脂溢及光泽。

2. 慢性器质疾患：可见点状或片状白色隆起或凹陷、白色丘疹、无脂溢及光泽，并可见肿胀。

3. 各种皮肤病：糠皮样脱屑、丘疹、皮肤纹理增粗、增厚，呈深褐色。

4. 肿瘤疾患：结节状隆起或点状暗灰色。

【记忆歌诀】

急性色泽多发红，血管条状树枝形。
慢性色暗与发白，变形明显凹肿隆。
丘疹点或簇集状，气管炎或瘙痒症。
脱屑易擦为炎症，三角窝处妇科病。
肺区片红鳞屑状，多见顽癣结核病。
过敏全耳肺脱屑，脂溢代谢皮肤病。
手术切除留瘢痕，多呈条状月牙形。
肿瘤多呈结节状，暗灰肿痛见癌肿。

四、特殊的耳朵

以下特殊的耳朵不具有诊断意义。见图 21~图 30。

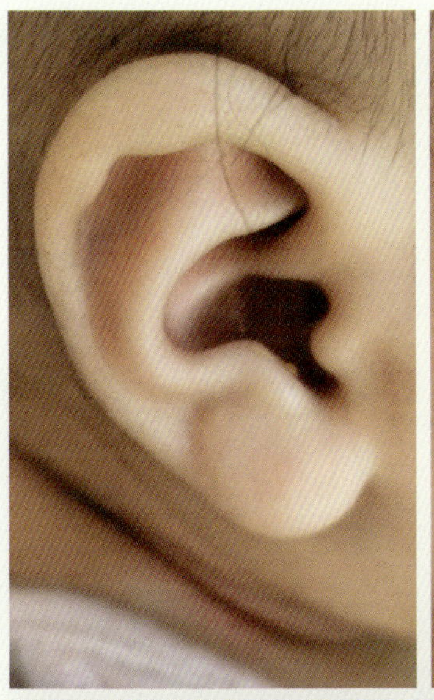

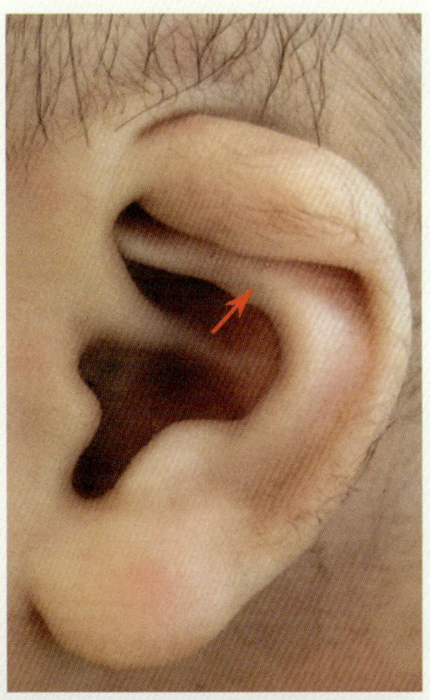

图 21　先天耳轮上缘畸形

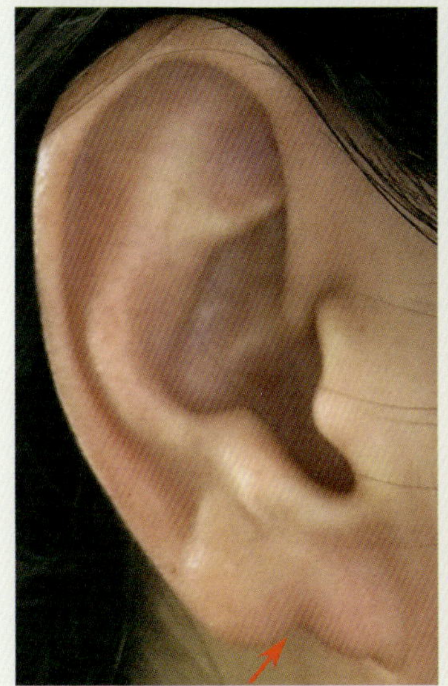

图 22　先天耳垂畸形

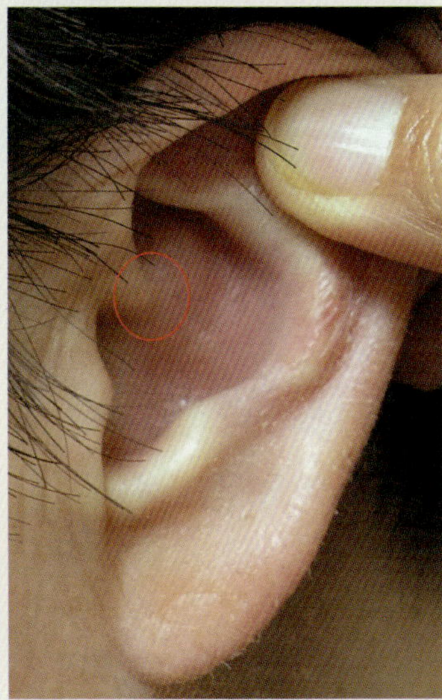

图 23　耳轮脚短

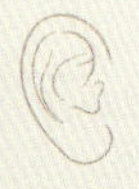

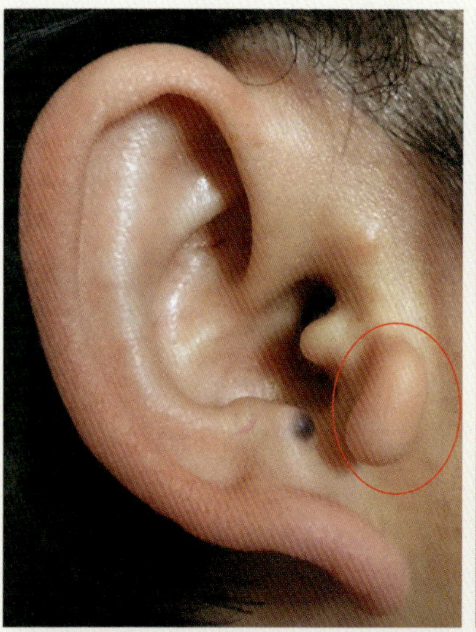

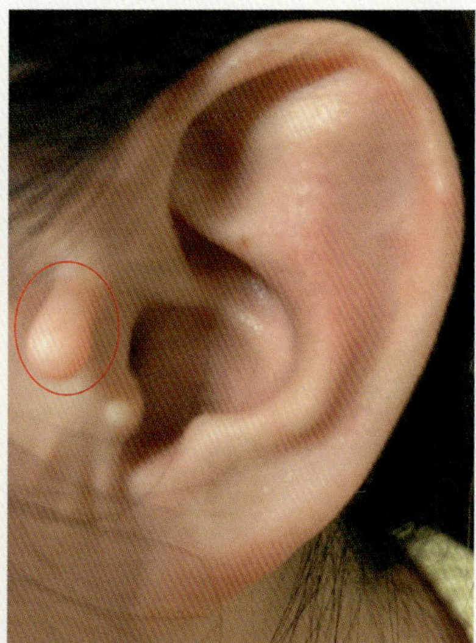

图 24　耳柱

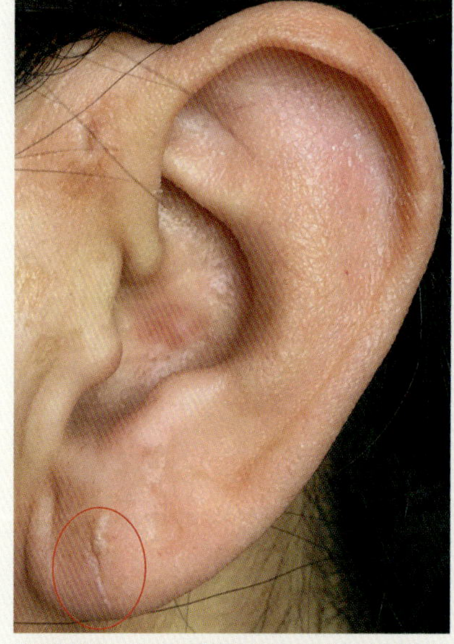

图 25　打耳孔遗留的沟

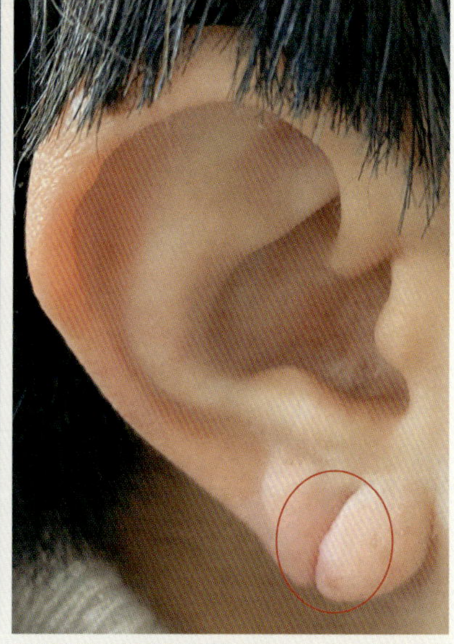

图 26　耳孔导致的耳垂豁口

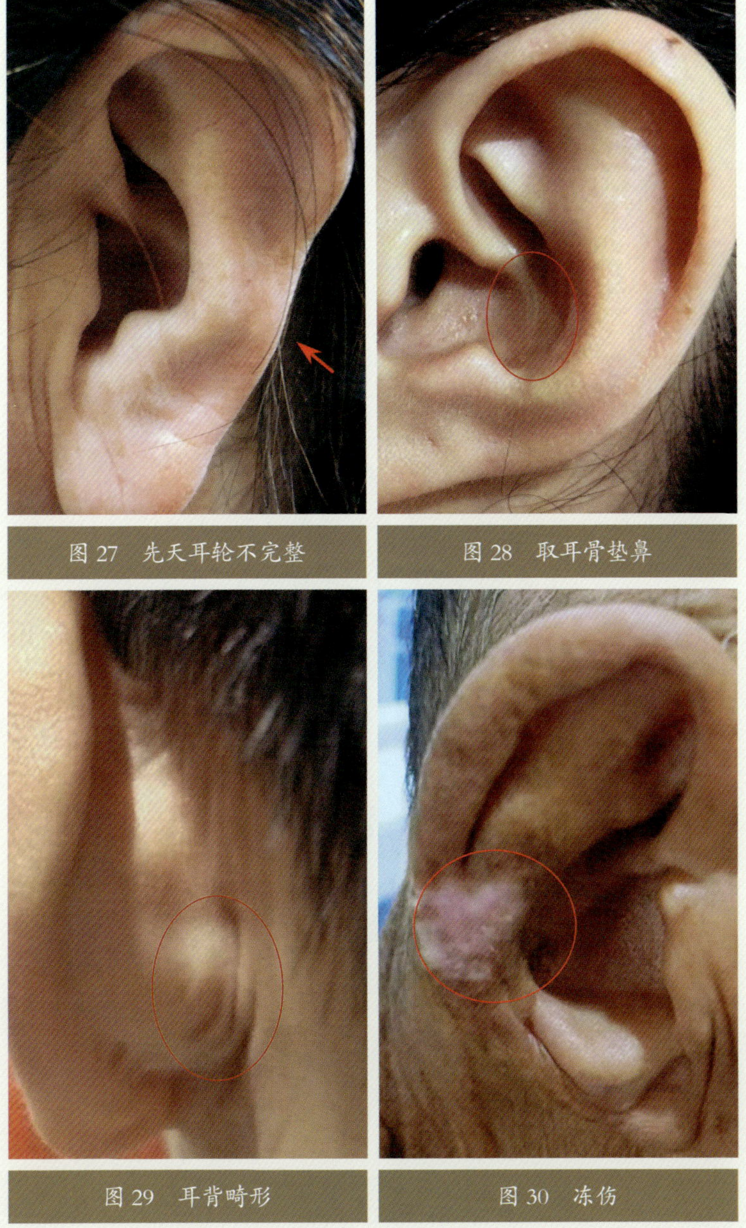

图 27　先天耳轮不完整

图 28　取耳骨垫鼻

图 29　耳背畸形

图 30　冻伤

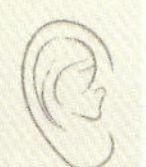

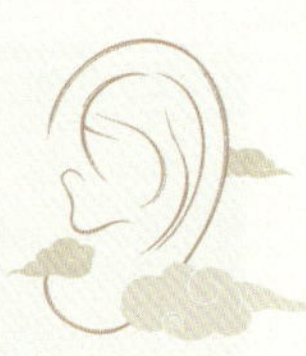

第三节　耳穴的分布规律

小小耳郭布满了密密麻麻的耳穴点，看起来杂乱无章，实际上耳穴的分布是有规律的。根据全息理论，耳郭整体就像一个倒置的胎儿。见图 31。

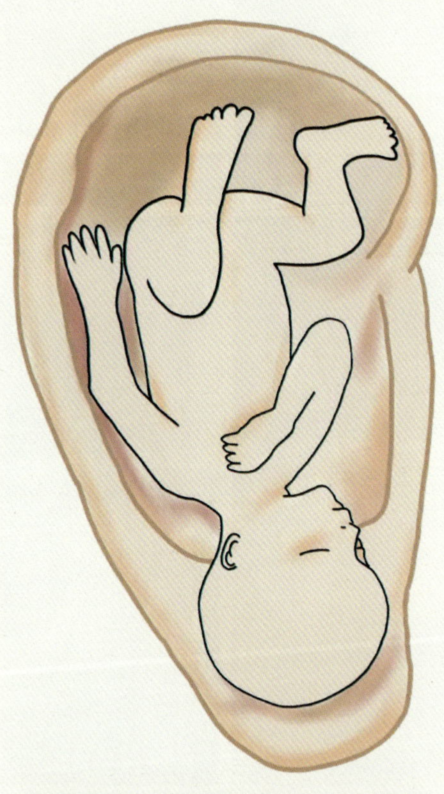

图 31　耳郭整体就像一个倒置的胎儿

一、耳郭表面解剖名称

耳轮——耳郭外缘向前卷曲的部分。

耳轮脚——耳轮深入到耳甲腔的横行突起。

对耳轮——与耳轮相对的隆起处。

对耳轮上脚——对耳轮向上的分支。

对耳轮下脚——对耳轮向下的分支。

三角窝——对耳轮上下脚之间构成的三角凹窝。

耳舟——对耳轮与耳轮之间的凹沟。

耳屏——耳郭前面的瓣状突起，又称耳珠。

对耳屏——耳垂上部与耳屏相对的隆起。

屏间切迹——耳屏与对耳屏之间的凹陷。

耳甲艇——耳轮脚以上及对耳轮下脚下缘围成的凹窝。

耳甲腔——耳轮脚以下的耳甲部。

耳垂——耳郭最下部无软骨的皮垂。

见图 32~图 33。

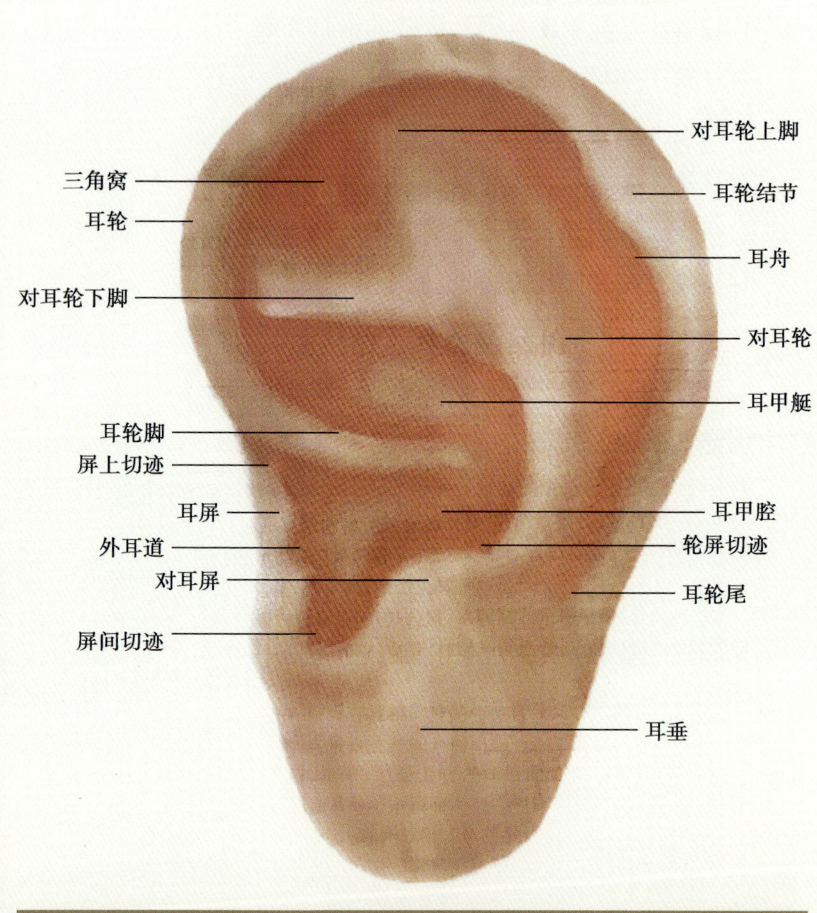

图 32 耳穴表面解剖名称

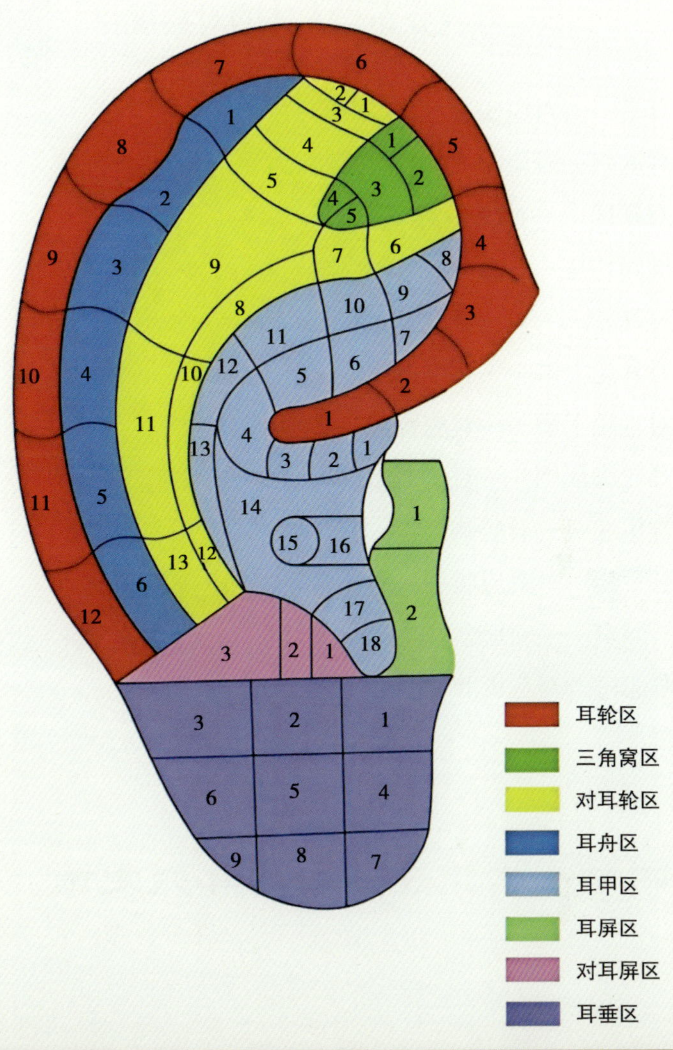

图 33 耳穴解剖分布示意图

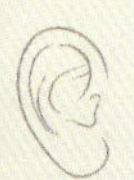

二、耳穴分布与人体的对应规律

耳垂——对应头、面部

耳屏——对应咽喉、内鼻和鼻咽部

对耳屏——对应头、脑部和神经系统

屏间切迹——对应内分泌系统

对耳轮——对应脊柱

对耳轮上脚——对应下肢

对耳轮下脚——对应臀部、坐骨神经

耳轮脚周围——对应消化道

耳甲腔——对应胸腔

耳甲艇——对应腹腔

三角窝——对应盆腔

耳舟——对应上肢

第四节 常用于诊断的耳穴定位

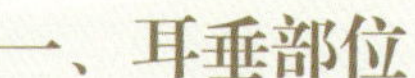

一、耳垂部位

相当于人体的头面部。为了准确性定位，将耳垂分成九区，即从屏间切迹软骨下缘至耳垂下缘划三条等距离水平线，再在第二

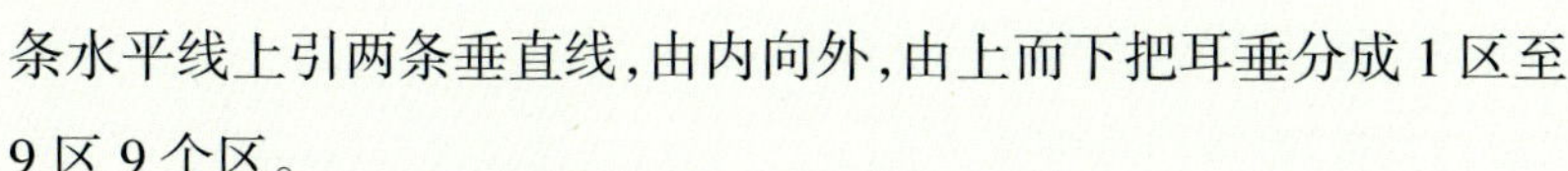

条水平线上引两条垂直线，由内向外，由上而下把耳垂分成1区至9区9个区。

1. 牙：在1区中点。

2. 舌：在2区中点。

3. 下颌：在3区上线的中点。

4. 上颌：在3区中点。

5. 颞颌关节：在与上颌、下颌内侧构成的三角点。

6. 神经衰弱点：在4区中点。

7. 眼：在5区中点。

8. 内耳：在6区中点。

9. 情绪点：在7区中点。

10. 扁桃体：在8区中点。

11. 肿瘤特异区：在耳轮尾至耳垂8区，呈弧形条状区域。

12. 心律不齐沟：自屏间切迹下至扁桃体。

13. 耳鸣沟：自屏间切迹外侧目2穴至内耳。

14. 缺齿沟：自轮屏切迹至智齿或下颌为下缺齿沟，自脑垂体至下颌或上颌为上缺齿沟。

15. 低血压沟：自屏间切迹下至耳垂7区。

二、耳屏部位

相当于人体的咽喉、内鼻、鼻咽、肾上腺。将耳屏内外侧均分为上、下两等份。

1. 声门：在耳屏内侧面最上方。

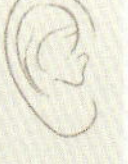

2. 咽:耳屏内侧面上 1/2 的中点。

3. 喉:在声门与咽穴之间。

4. 内鼻:耳屏内侧面下 1/2 的中点。

5. 鼻咽:在外耳道口与内鼻连线中点。

三、对耳屏部位

相当于人体的头部。为便于确定定位,由对耳屏屏尖向内侧面与外侧面画一条线,将对耳屏内外两侧分成四等份。

1. 颞:对耳屏外侧下缘的中点。在枕、额之间,颞曾称太阳穴。

2. 额:对耳屏外侧面前下方下缘中点。

3. 枕:对耳屏外侧面外上方下缘中点。

4. 脑垂体:对耳屏外上方上缘中点,即对耳屏屏尖与轮屏切迹之间。

5. 顶:枕穴垂直向下 0.15 厘米处。

6. 晕区:对耳屏外侧面外上方,在脑垂体与枕两穴之间连线取中点,此点与脑垂体、脑干之间即晕区。

7. 神经衰弱区:颈椎与枕、顶两穴之间。

8. 丘脑:对耳屏内侧面中线下端。

四、屏间切迹部位

相当于人体的内分泌系统。

1. 内分泌:耳甲腔底部,屏间切迹内 0.5 厘米处。

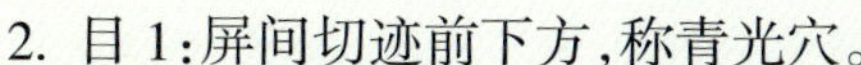

2. 目 1:屏间切迹前下方,称青光穴。
3. 目 2:屏间切迹后下方,称屈光不正、散光穴。
4. 卵巢:屏间切迹外缘与对耳屏内侧缘之间;在男性称精穴。

五、耳甲腔部位

相当于人体的胸腔。

1. 心:耳甲腔中心凹陷处。
2. 肺:心区的下方,为同侧肺。
3. 气管:外耳道口与心穴之间。
4. 支气管:气管与肺连线的中点。

六、耳甲艇部位

相当于人体腹腔。

1. 肾:对耳轮上、下分叉处直下方的耳甲艇处。
2. 前列腺(女性:内尿道):耳甲艇前上角。
3. 输尿管:肾、前列腺(女性:内尿道)连线的中后 1/3 交界处。
4. 膀胱:肾、前列腺(女性:内尿道)连线的中前 1/3 交界处。
5. 肝:耳甲艇的后下方。
6. 胆囊:在右耳肝、肾两穴之间。
7. 胰:在左耳肝、肾两穴之间。
8. 胆道:胆囊与十二指肠穴之间。
9. 糖尿病点:胰与十二指肠穴之间。

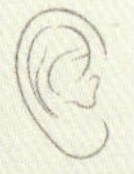

10. 腹胀区：在肾、输尿管、膀胱、十二指肠、小肠、阑尾、大肠穴区处。

七、三角窝部位

相当于人体的内生殖器官。

1. 子宫(男性：内生殖器)：三角窝凹陷处前缘。

2. 盆腔：对耳轮上、下脚分叉处的内缘。

3. 附件：子宫与盆腔连线的中、后 1/3 交界处。

4. 宫颈：子宫与盆腔穴连线的中、前 1/3 交界处。

八、耳舟部位

相当于人体上肢。

1. 指：耳舟上方的顶端。

2. 锁骨：与轮屏切迹同水平的耳舟部，与心穴相平行。

3. 腕：将指与锁骨之间的耳舟部分为五等份，自上而下第一等份上方为指，第二等份上方中点为腕。

4. 肘：第三等份上方中点。

5. 肩：第四等份上方中点。

6. 肩关节：肩与锁骨两穴之间。

7. 过敏区：指、腕两穴区间。

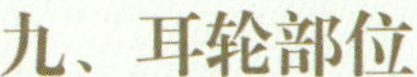

九、耳轮部位

1. 耳尖:耳轮顶端。将耳郭从中耳背向前反折,耳轮最高部位,再把耳轮分成前、中、后三等份,耳尖在中、后 1/3 交界处。

2. 肛门:在对耳轮上脚前缘相对的耳轮上。

3. 尿道:与对耳轮下脚下缘同水平的耳轮处。

十、耳轮脚周围部位

相当于人体消化道。

1. 口:外耳道口上方外侧缘与耳轮脚起始处连线中点。

2. 食管:耳轮脚下方中 1/3 处。

3. 贲门:耳轮脚下方外 1/3 处。

4. 胃:耳轮脚消失处周围。

5. 十二指肠:耳轮脚上方的外 1/3 处。

6. 小肠:耳轮脚上方的中 1/3 处。

7. 大肠:耳轮脚上方的内 1/3 处。

8. 阑尾:右耳大肠、小肠两穴之间。

9. 乙状结肠:左耳大肠、小肠两穴之间。

十一、对耳轮部位

相当于人体的躯干。对耳轮中线相当于脊柱,从对耳轮中线起始处至对耳轮上、下脚分叉处,共分五等份,分别为颈椎、胸椎、

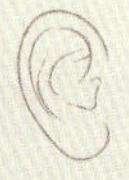

腰椎、骶椎和尾椎。

1. 颈椎：对耳轮下 1/5 处。

2. 胸椎：对耳轮下 2/5 及 3/5 处。

3. 腰椎：对耳轮上 2/5 处。

4. 骶椎：对耳轮上 1/5 处。

5. 尾椎：对耳轮上下脚分叉处，三角窝顶角的外缘。

6. 腰肌：腰骶椎穴外侧缘近耳舟处。

7. 乳腺：胸椎与肋胁连线的中点。

8. 甲状腺：对耳轮内侧缘下 1/3 处。

十二、对耳轮上脚部位

相当于人体下肢。

1. 跟：对耳轮上脚的内上角。

2. 踝关节：跟、膝关节两穴连线之中点。

3. 髋关节：对耳轮上脚起始部中点。

4. 膝关节：对耳轮上脚的中点。

耳穴定位见图 34~图 35。

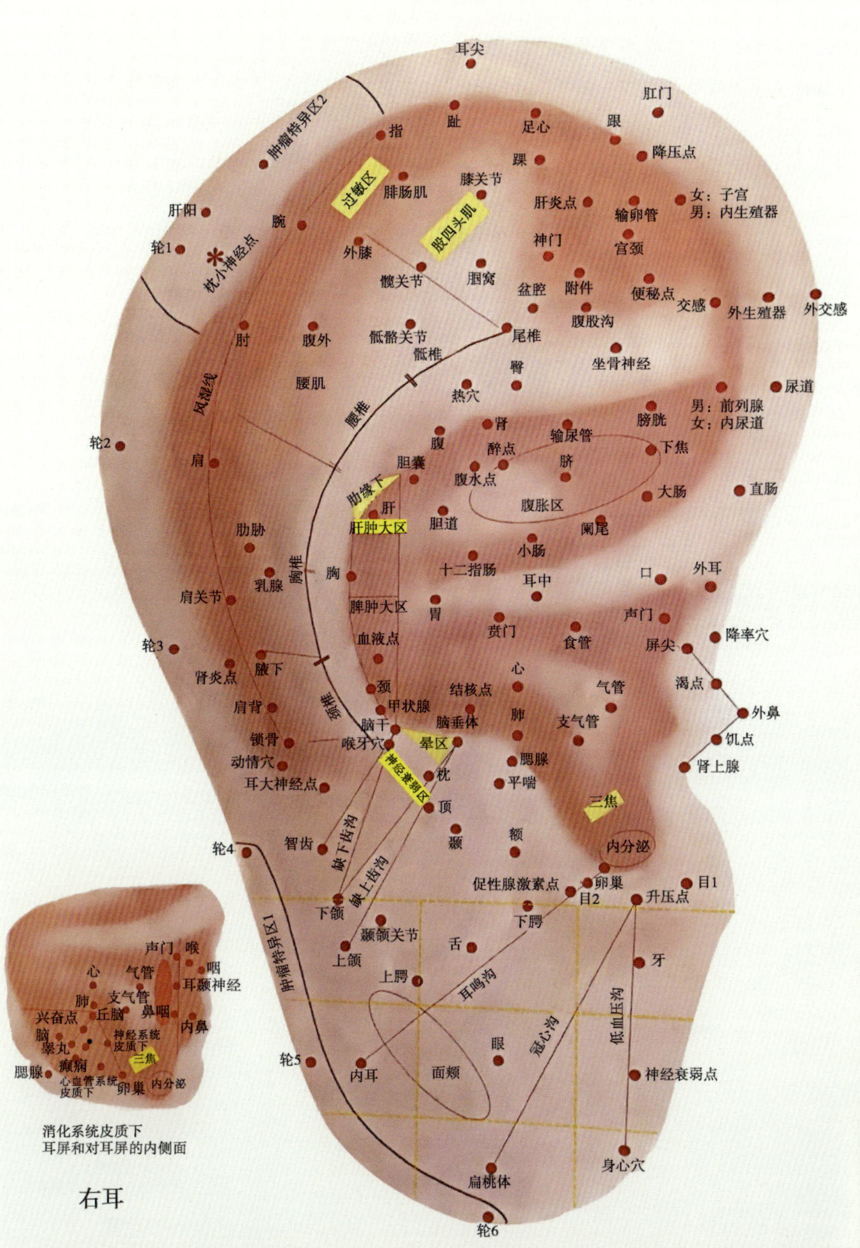
耳尖
肿瘤特异区2
肛门
趾
指
足心
跟
降压点
踝
过敏区
腓肠肌
膝关节
肝阳
腕
股四头肌
肝炎点
输卵管
女：子宫
男：内生殖器
轮1
枕小神经点
外膝
神门
宫颈
髋关节
腘窝
盆腔
附件
便秘点
交感
外生殖器
外交感
尾椎
腹股沟
肘
腹外
骶髂关节
骶椎
坐骨神经
风湿线
臀
腰肌
热穴
尿道
腰椎
男：前列腺
女：内尿道
膀胱
肾
轮2
输尿管
腹
醉点
下焦
肩
胆囊
脐
腹水点
肋缘下
大肠
直肠
腹胀区
肝
肝肿大区
胆道
阑尾
胁肋
小肠
胸椎
外耳
十二指肠
口
乳腺
胸
耳中
肩关节
脾肿大区
胃
声门
贲门
降率穴
血液点
食管
屏尖
轮3
肾炎点
腋下
心
渴点
颈
结核点
气管
颈椎
外鼻
肩背
甲状腺
肺
脑干
脑垂体
支气管
锁骨
喉牙穴
晕区
饥点
动情穴
神经衰弱区
腮腺
肾上腺
枕
平喘
耳大神经点
三焦
顶
智齿
额
颞
内分泌
轮4
缺下齿沟
缺上齿沟
促性腺激素点
卵巢
目1
目2
升压点
下颌
下腭
颞颌关节
肿瘤特异区1
舌
牙
上颌
上腭
耳鸣沟
低血压沟
冠心沟
眼
轮5
内耳
面颊
神经衰弱点
身心穴
扁桃体
轮6
声门
喉
咽
心
气管
耳颞神经
肺
支气管
兴奋点
丘脑
鼻咽
脑
神经系统皮质下
内鼻
睾丸
三焦
腮腺
癫痫
心血管系统皮质下
卵巢
内分泌
消化系统皮质下
耳屏和对耳屏的内侧面
右耳

图 34　右耳耳穴定位图

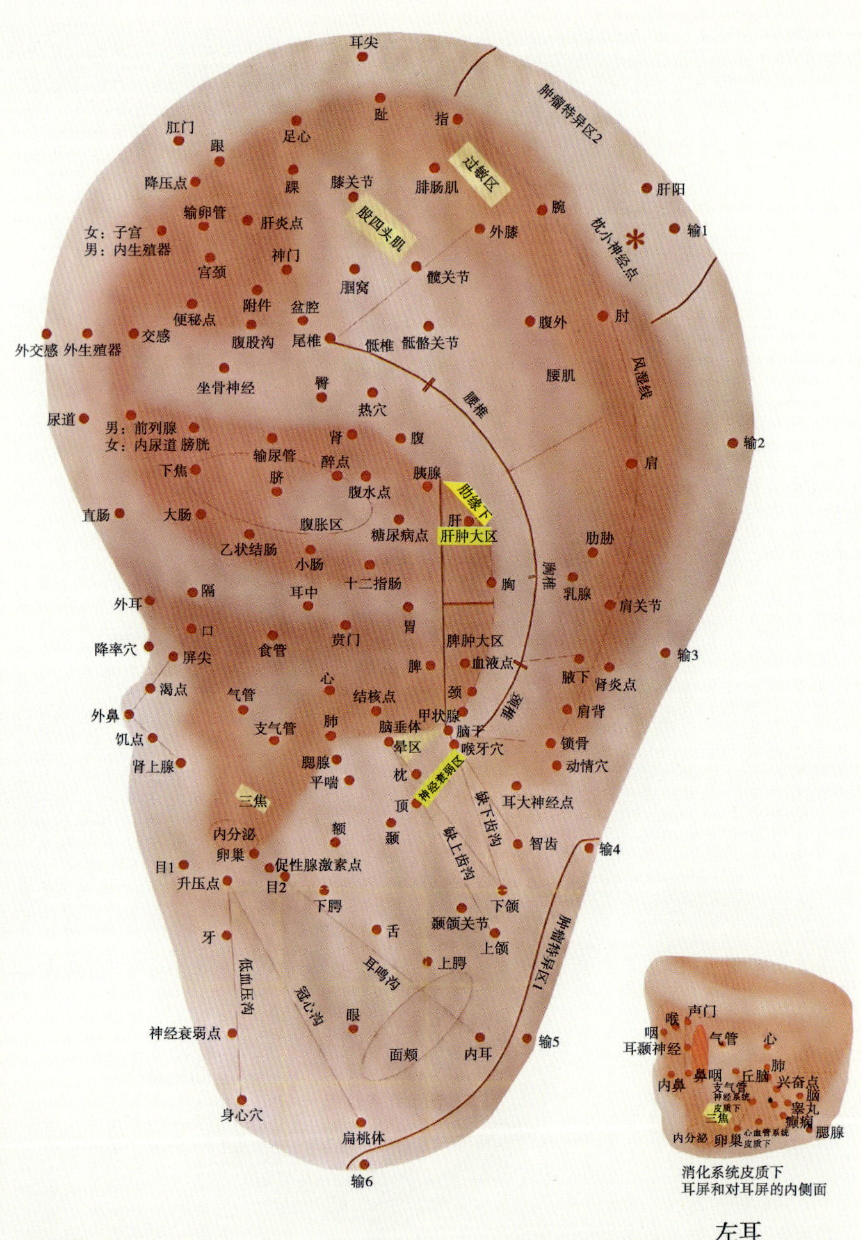
耳尖
肿瘤特异区2
趾
指
肛门
足心
跟
过敏区
降压点
踝
膝关节
腓肠肌
肝阳
输卵管
股四头肌
腕
女：子宫
男：内生殖器
肝炎点
外膝
输1
枕小神经点
神门
宫颈
髋关节
腘窝
附件
盆腔
便秘点
腹外
肘
外交感
外生殖器
交感
腹股沟
尾椎
骶椎
骶髂关节
风溪线
腰肌
坐骨神经
臀
腰椎
热穴
尿道
男：前列腺
女：内尿道 膀胱
肾
腹
输2
输尿管
醉点
肩
下焦
脐
胰腺
腹水点
肝缘下
直肠
大肠
肝
腹胀区
糖尿病点
肝肿大区
肋胁
乙状结肠
小肠
十二指肠
胸
胸椎
外耳
隔
耳中
乳腺
肩关节
口
胃
贲门
脾肿大区
降率穴
屏尖
食管
输3
脾
血液点
腋下
肾炎点
渴点
心
气管
结核点
颈
肩背
外鼻
甲状腺
颈椎
支气管
肺
脑垂体
脑干
饥点
锁骨
晕区
喉牙穴
腮腺
动情穴
肾上腺
平喘
枕
神经衰弱区
缺下齿沟
三焦
耳大神经点
顶
内分泌
额
颞
智齿
缺上齿沟
输4
卵巢
目1
促性腺激素点
升压点
目2
下腭
下颌
颞颌关节
牙
舌
上颌
肿瘤特异区1
上腭
耳鸣沟
低血压沟
冠心沟
眼
神经衰弱点
输5
内耳
面颊
身心穴
扁桃体
输6
声门
喉
咽
气管
心
耳颞神经
肺
内鼻
鼻咽
丘脑
兴奋点
支气管
神经系统
皮质下
脑
睾丸
三焦
癫痫
内分泌
卵巢
心血管系统
皮质下
腮腺
消化系统皮质下
耳屏和对耳屏的内侧面
左耳

图 35　左耳耳穴定位图

第二章
耳垂部位的病症诊断

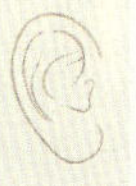

耳垂是耳郭最下部无软骨的部位，对应人体的头面部。耳垂的大小和人的长寿基因有关，耳垂占耳郭总长度的1/3或超过1/3，表明有长寿基因或家族中有长寿基因。通过观察耳垂上的“五条沟”，可以诊断缺齿、心律不齐、冠心病、耳鸣、听力下降、脑动脉硬化。通过观察耳垂上的凸起，可以诊断近视、远视、神经衰弱、入睡困难、晚睡熬夜、多梦等。通过观察凹陷可以诊断散光、头晕等。耳垂可以划分为“九个分区”，分别对应头面部的五官等，可以通过观察相应部位的阳性变化来诊断相应病症。

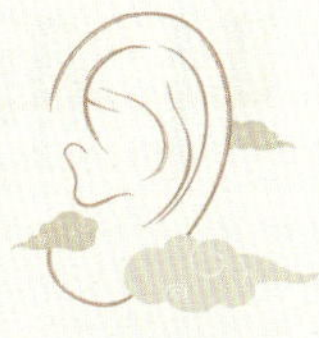

第一节 “五条沟”

一、缺齿沟

1. 缺上齿沟

【特点】 从对耳屏的最高点或靠近最高点走行至外下方（下颌或上颌）的一条沟。用于上齿缺损的诊断。见图36。

2. 缺下齿沟

【特点】 从对耳屏的后下凹陷处（脑干穴）走向外下方（下颌附近）的一条沟。用于下齿缺损的诊断。沟比较短，提示下齿缺一部分。见图37~图42。

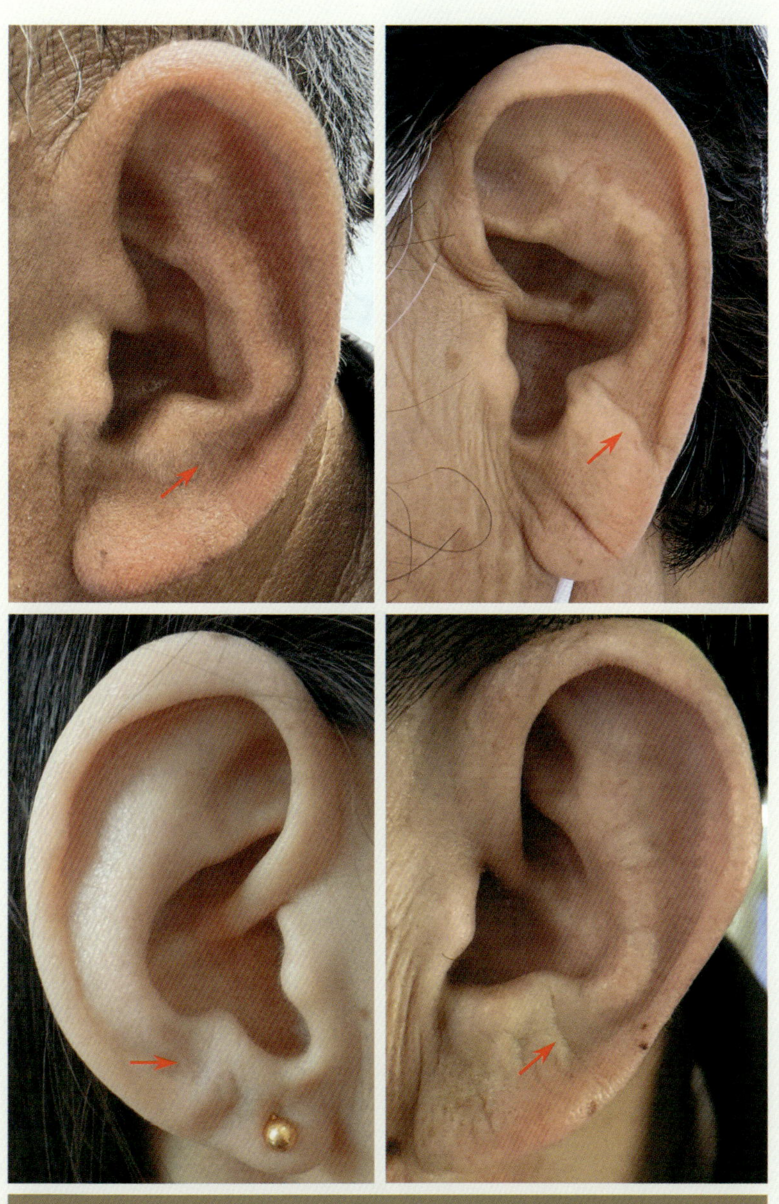

图 36 缺上齿:缺上齿沟

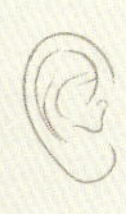

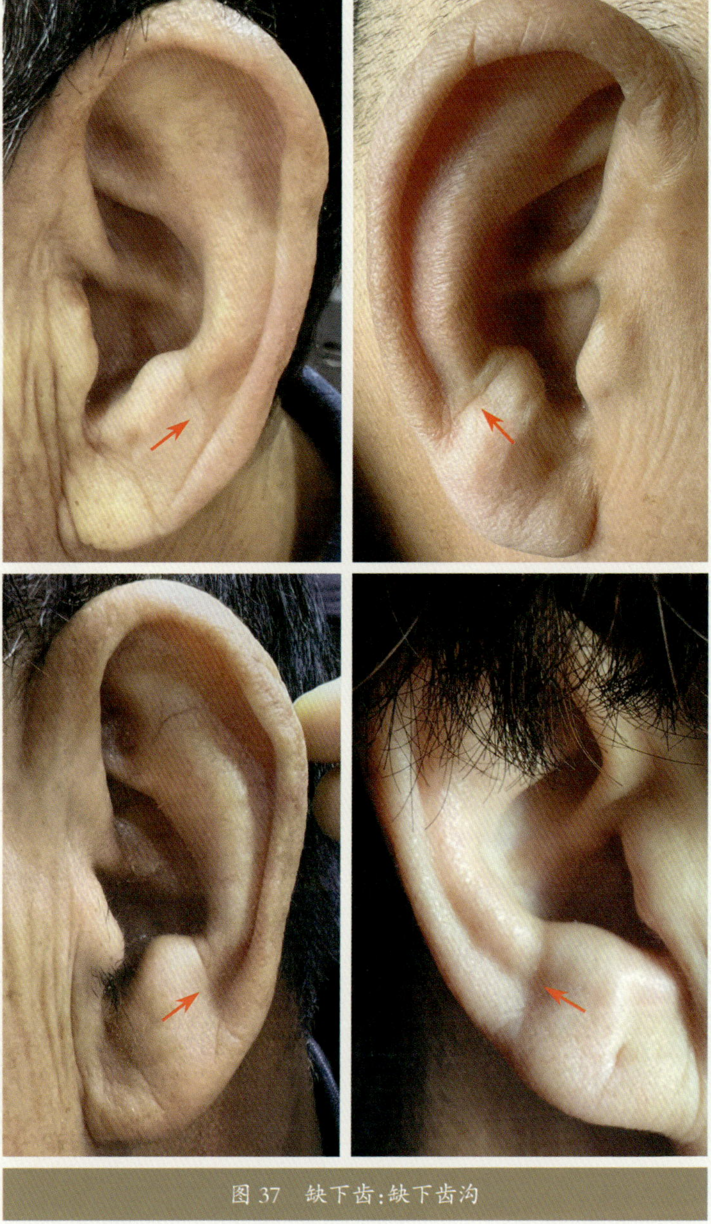

图 37　缺下齿:缺下齿沟

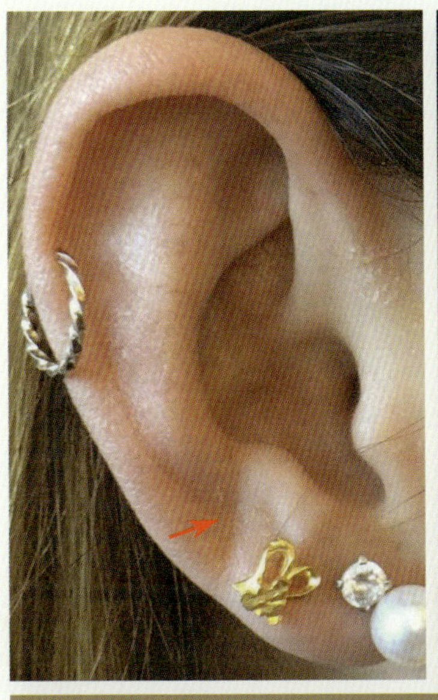
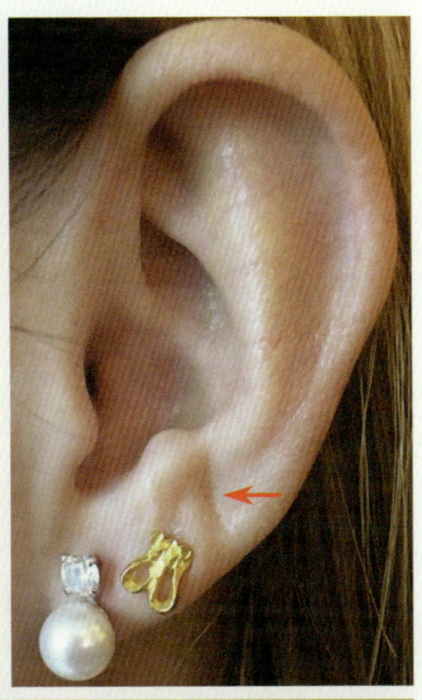

图 38 儿时下面的多颗门牙磕掉：缺下齿沟

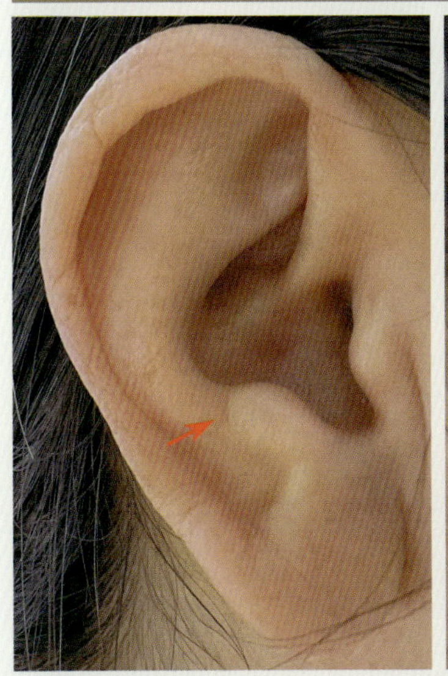
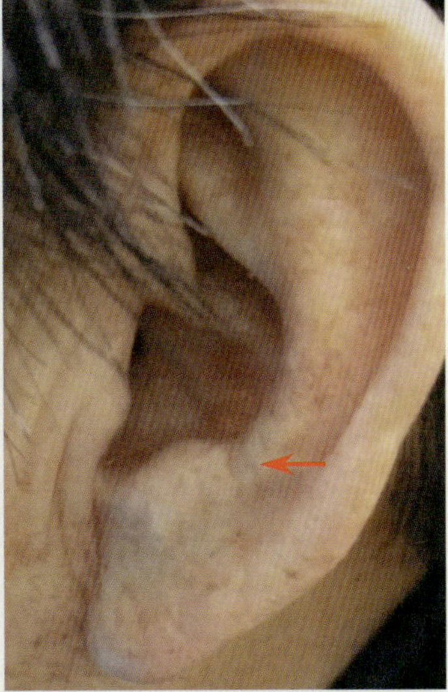

图 39 下齿缺一部分：缺下齿沟

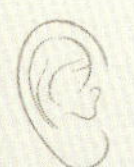

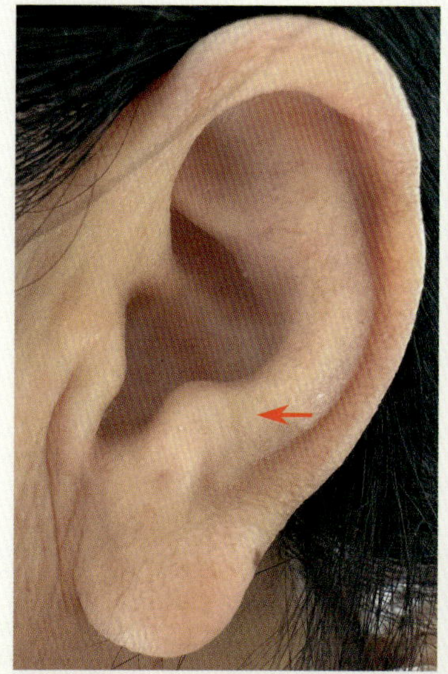

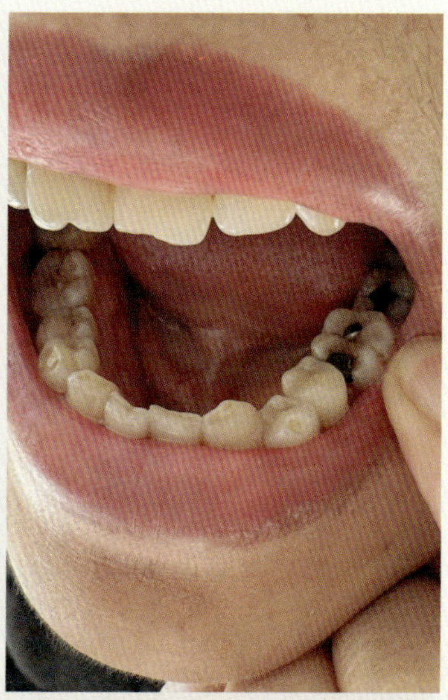

图 40　左下齿有缺损：缺下齿沟

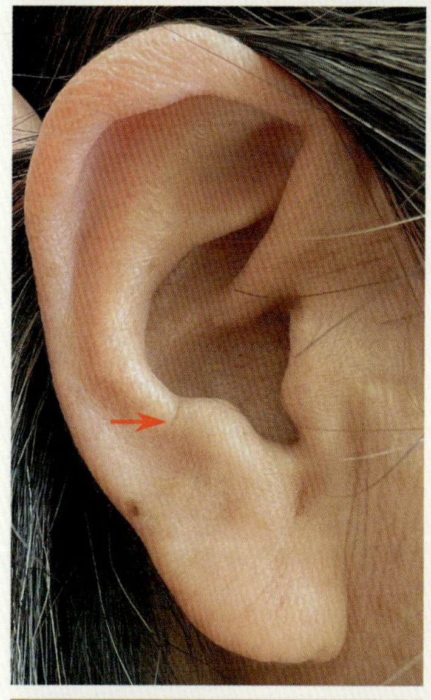

图 41　左下齿齿裂：缺下齿沟

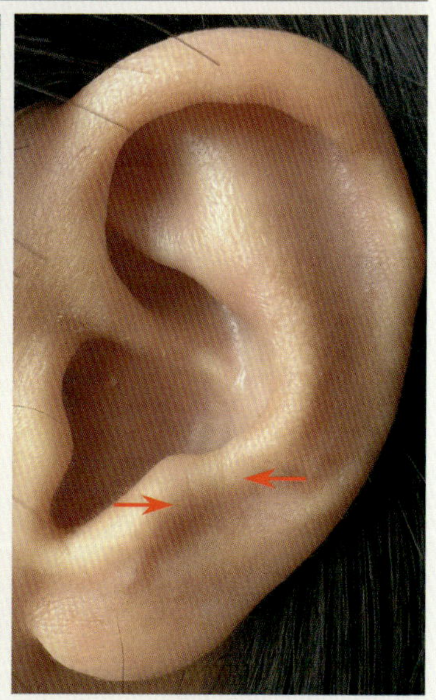

图 42　上下齿均补过：缺下齿沟

二、心律不齐沟、冠心沟

1. 心律不齐沟

【特点】 从耳垂内上角(升压点)至耳垂底部(8区)的一条沟，与垂直线夹角为15°~30°。用于心律不齐、胸闷等心脏缺血症状的诊断。见图43-1、图43-2。

2. 冠心沟

【特点】 心律不齐沟很深。对冠心病有50%的诊断意义，需结合电测、触诊心区的形态等变化。见图44。

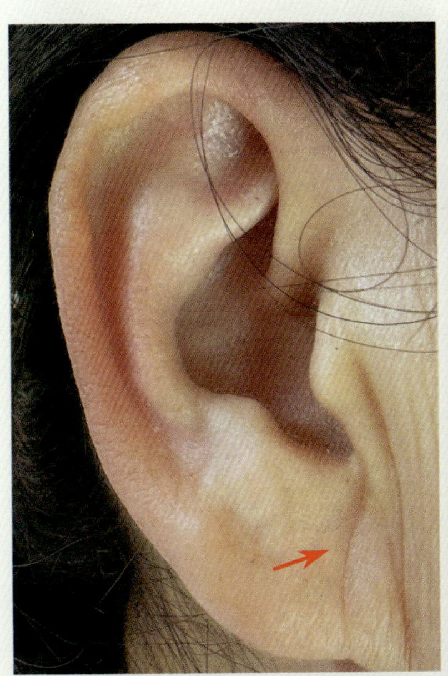

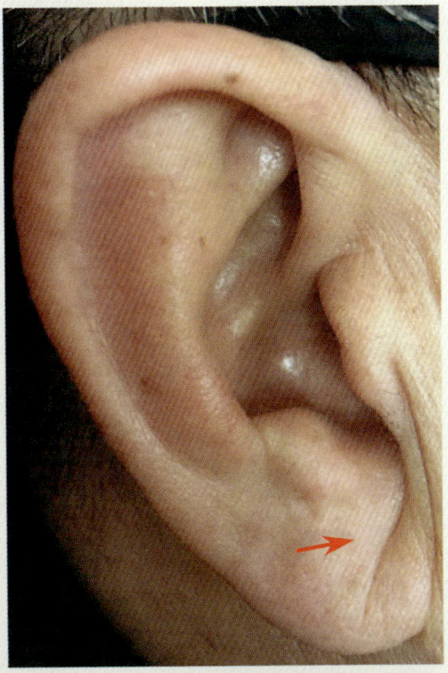

图 43-1　心律不齐：心律不齐沟①

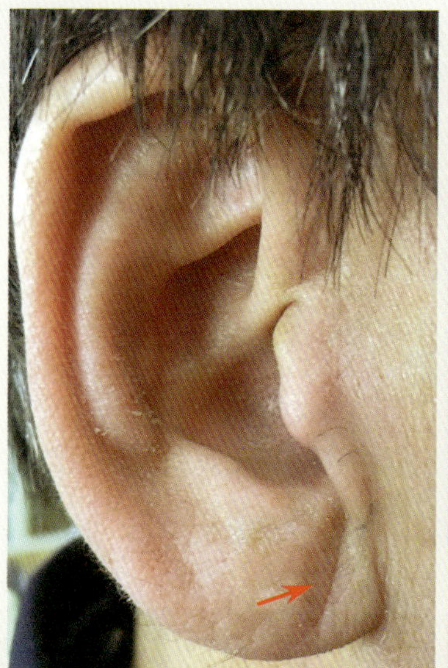
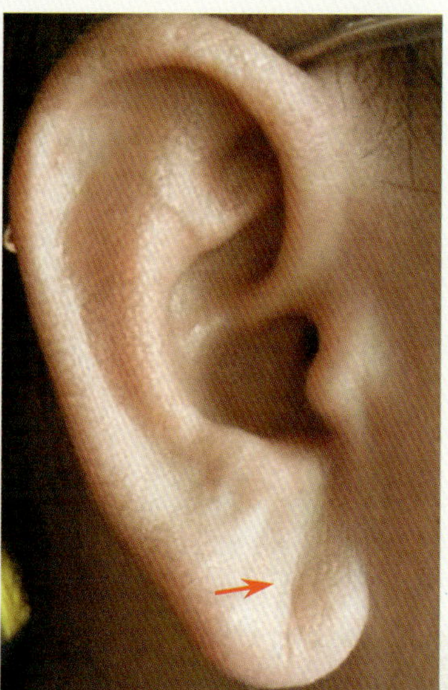

图 43-2　心律不齐:心律不齐沟②

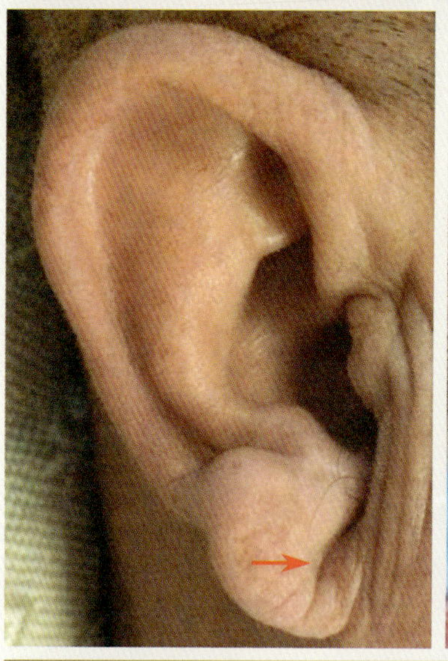
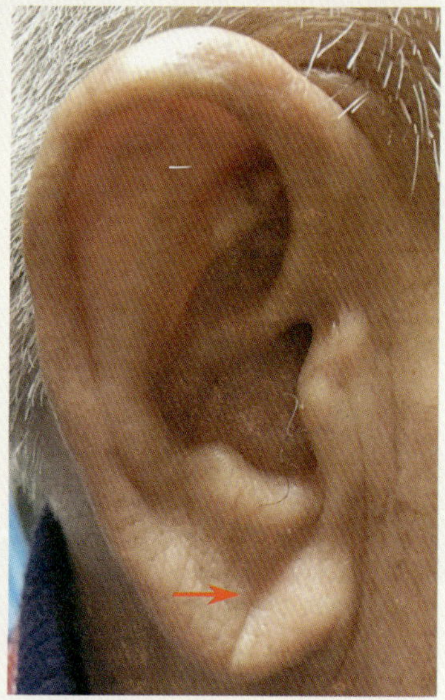

图 44　冠心病:冠心沟

三、耳鸣沟、耳聋沟

1. 耳鸣沟

【特点】 从耳垂内上角（目2）至耳垂外侧边缘中点（内耳穴）的一条沟，与垂直线夹角为45°~60°。用于耳鸣的诊断，沟的深浅与病情程度和病程长短有关。见图45~图48。

2. 耳聋沟

【特点】 耳鸣沟的沟非常深。用于耳聋、听力下降的诊断。见图49~图52。

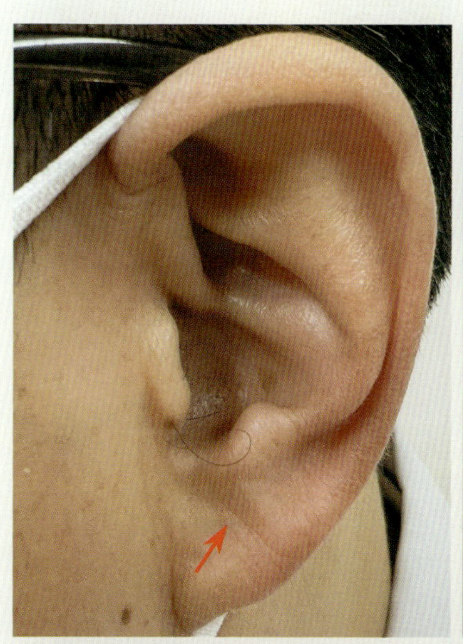

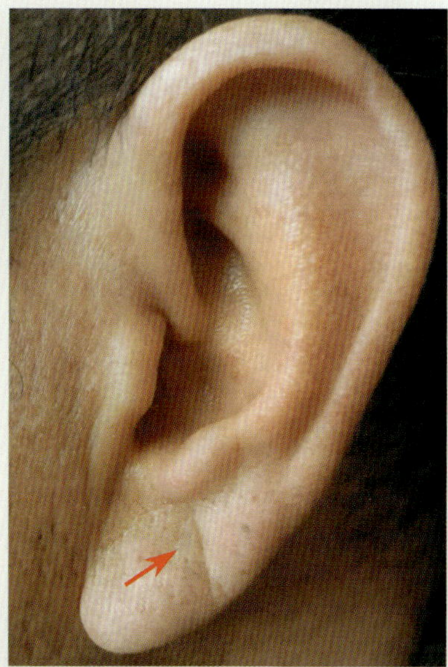

图45　耳鸣：耳鸣沟

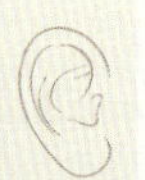

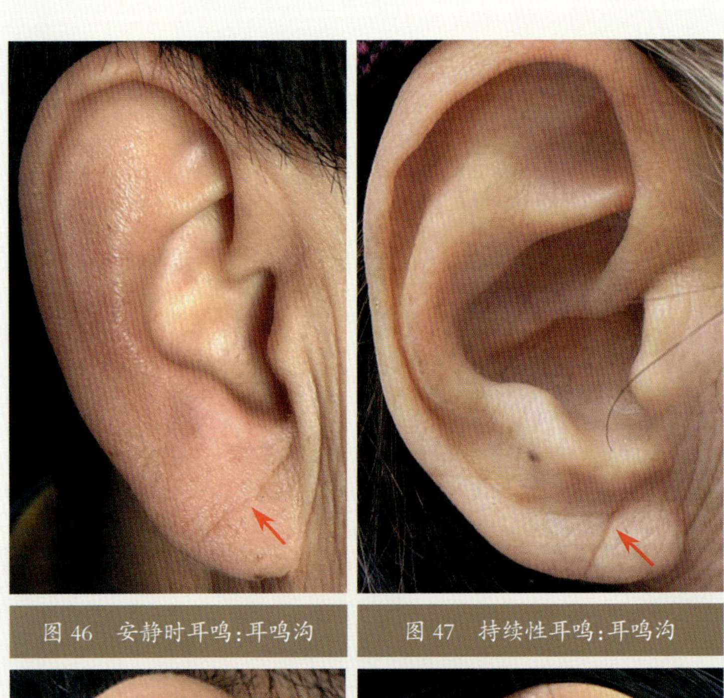

图 46　安静时耳鸣：耳鸣沟

图 47　持续性耳鸣：耳鸣沟

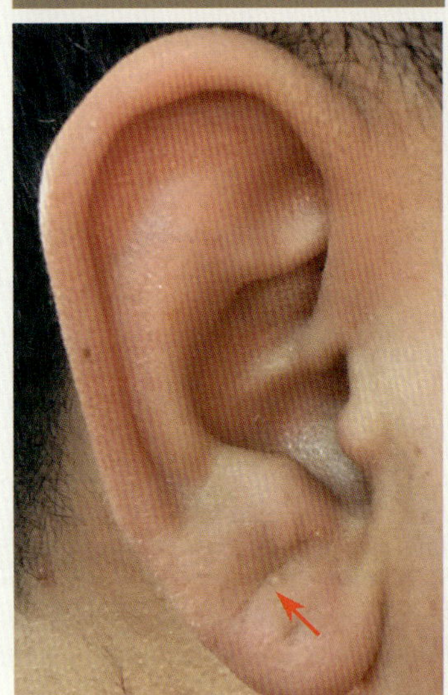

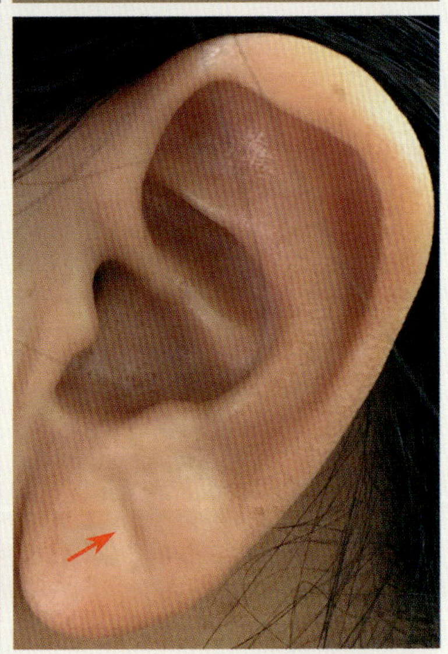

图 48　偶发耳鸣：耳鸣沟

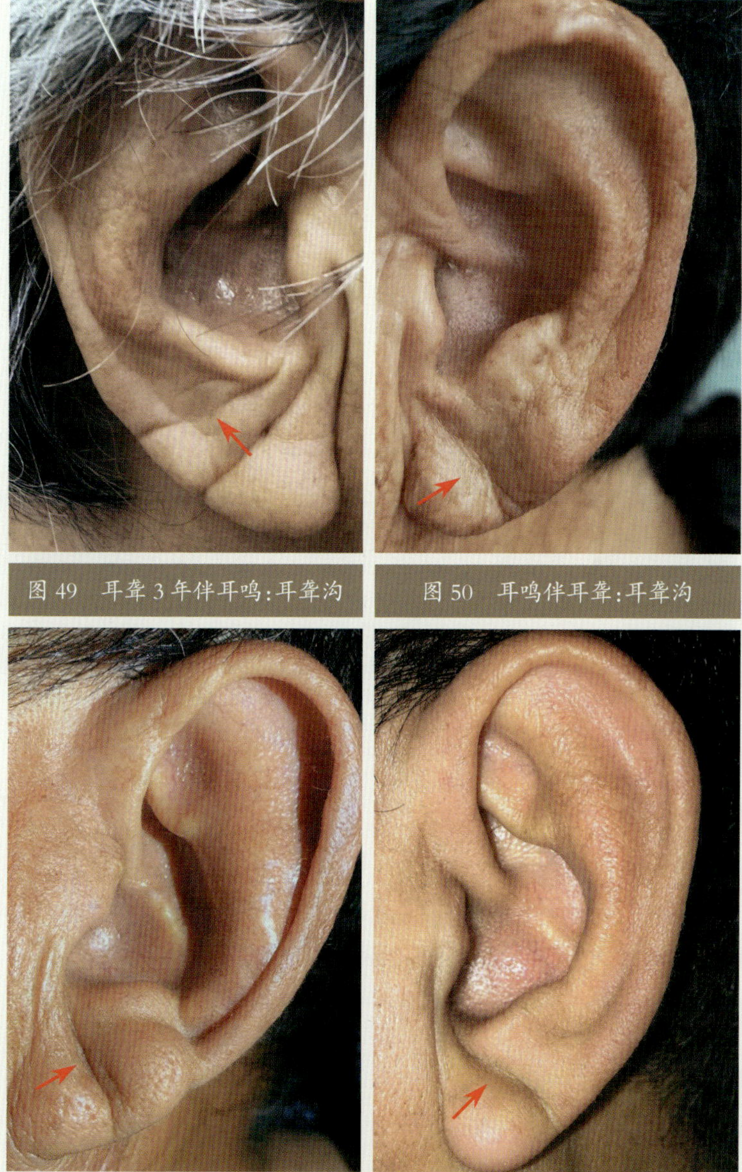

图 49　耳聋 3 年伴耳鸣：耳聋沟

图 50　耳鸣伴耳聋：耳聋沟

图 51　耳聋：耳聋沟

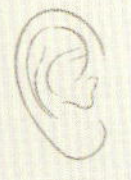

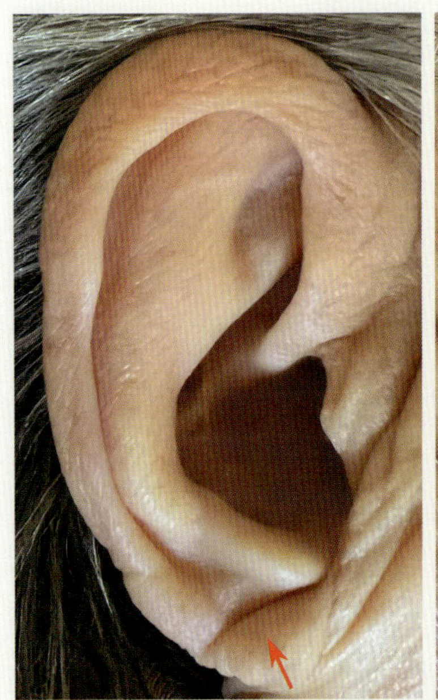

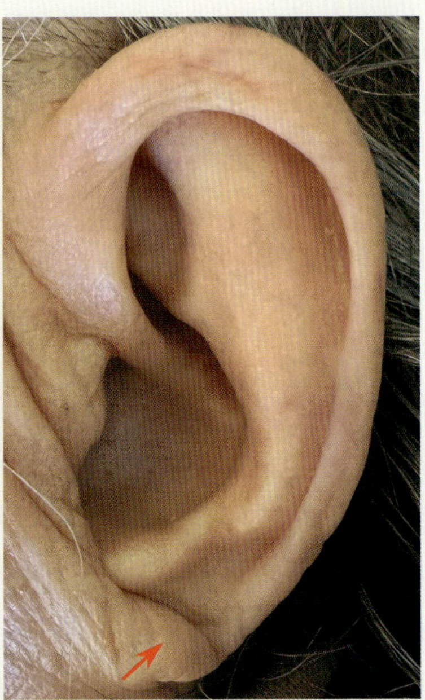

图 52　91 岁双侧耳聋：耳聋沟

四、低血压沟

【特点】 从耳垂内上角(升压点)垂直向下的一条沟。用于低血压的诊断，沟越深血压越低。见图 53、图 54。

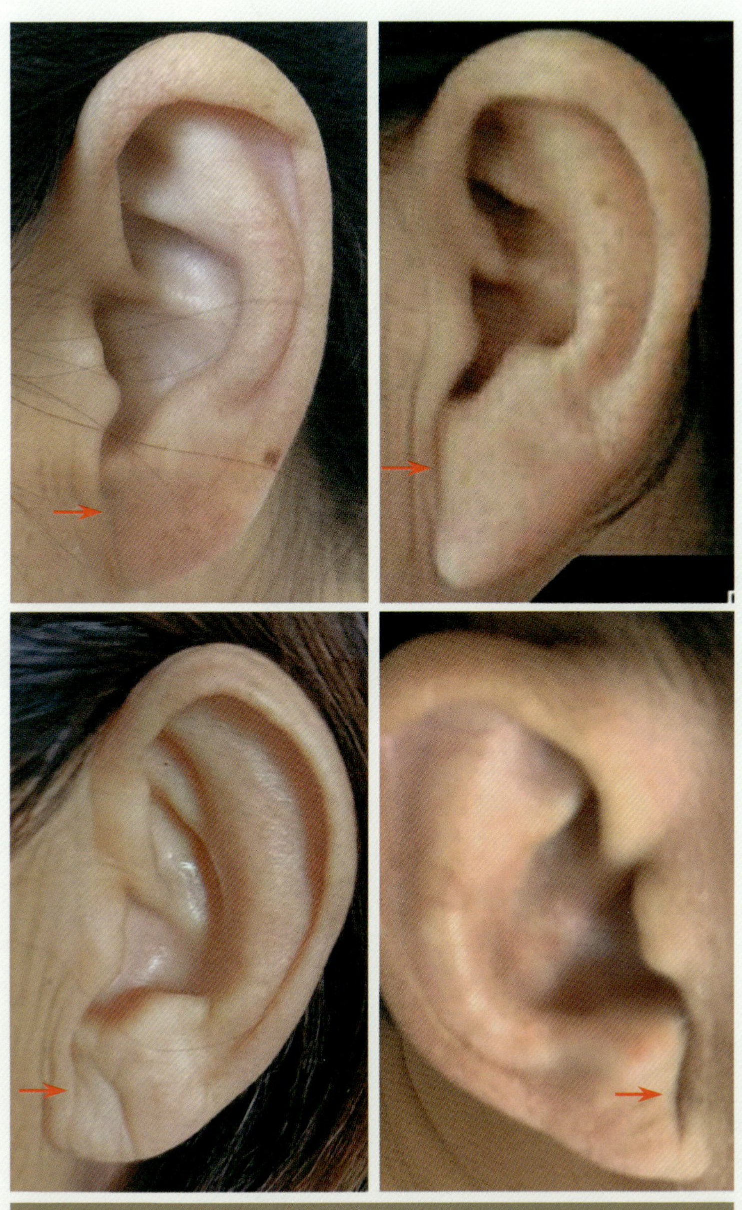

图 53 低血压：低血压沟

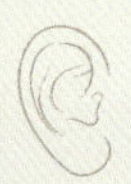

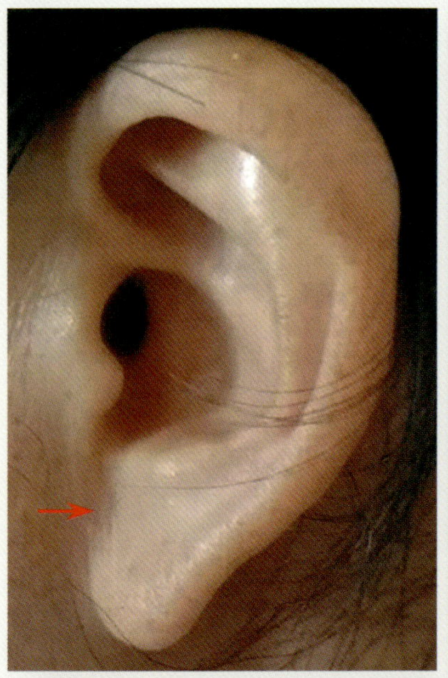

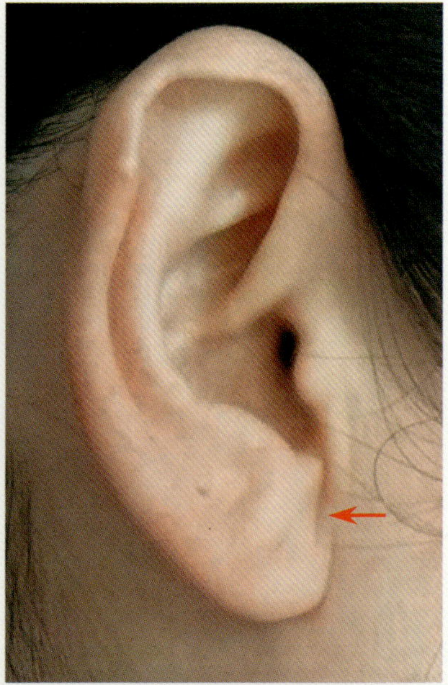

图 54　血压偏低：低血压沟

五、脑动脉硬化沟

【特点】 从对耳屏的后下凹陷处（脑干穴）走行至对耳屏下方（枕、颞）的一条或多条沟。用于脑动脉硬化的诊断。见图 55。

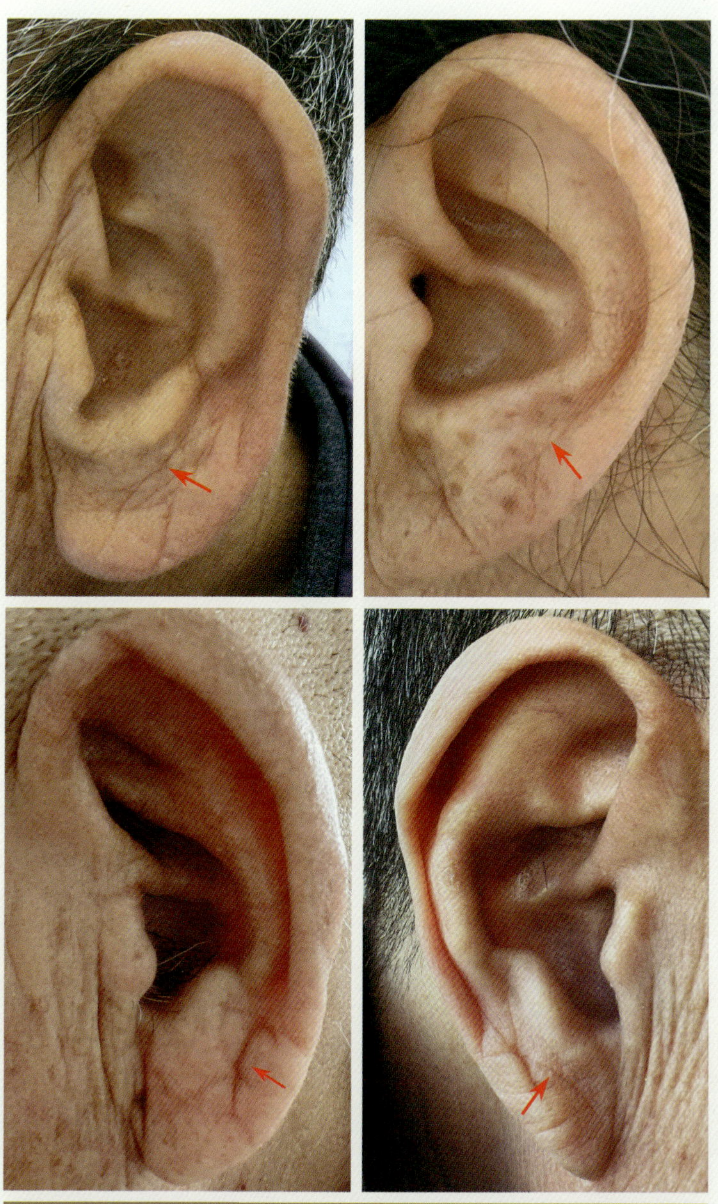

图 55　脑动脉硬化：脑动脉硬化沟

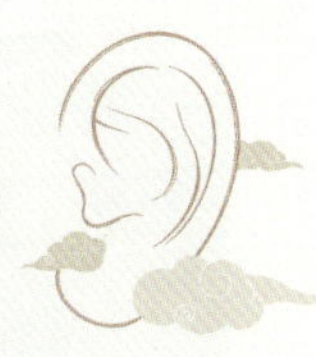

第二节 “凸”和“凹”

一、近视

扫一扫 看视频

【特点】对耳屏的前下方有个像小狗鼻子一样的圆形凸起。见图 56–1、图 56–2。

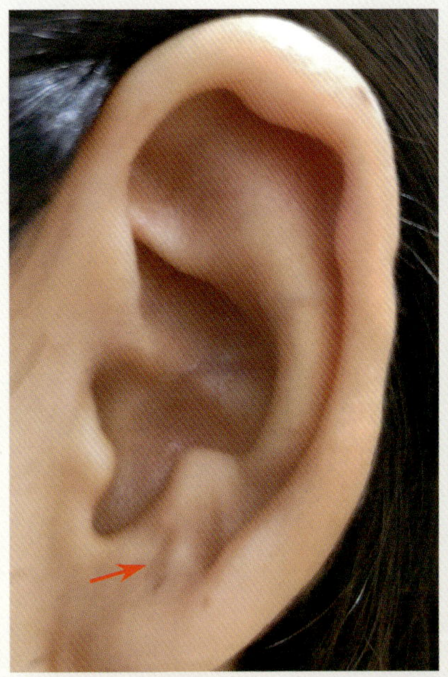

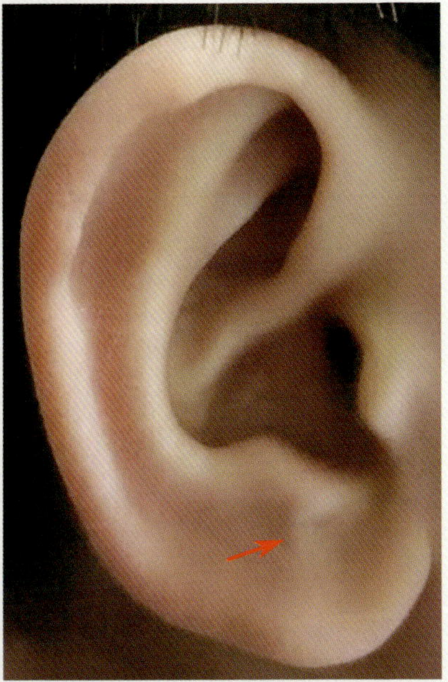

图 56–1 近视：对耳屏前下方圆形凸起①

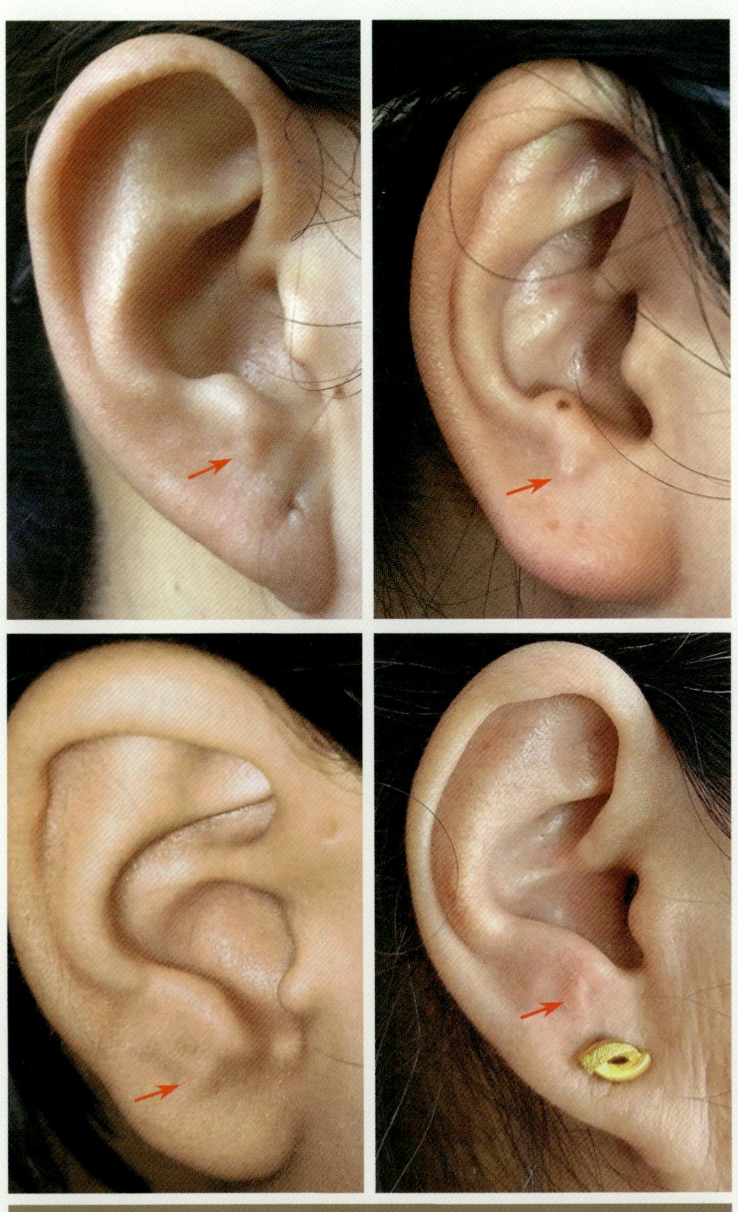

图 56-2 近视：对耳屏前下方圆形凸起②

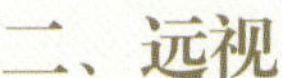

二、远视

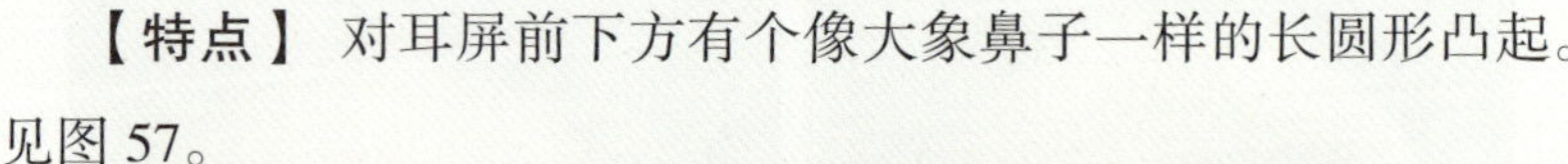

【**特点**】对耳屏前下方有个像大象鼻子一样的长圆形凸起。见图 57。

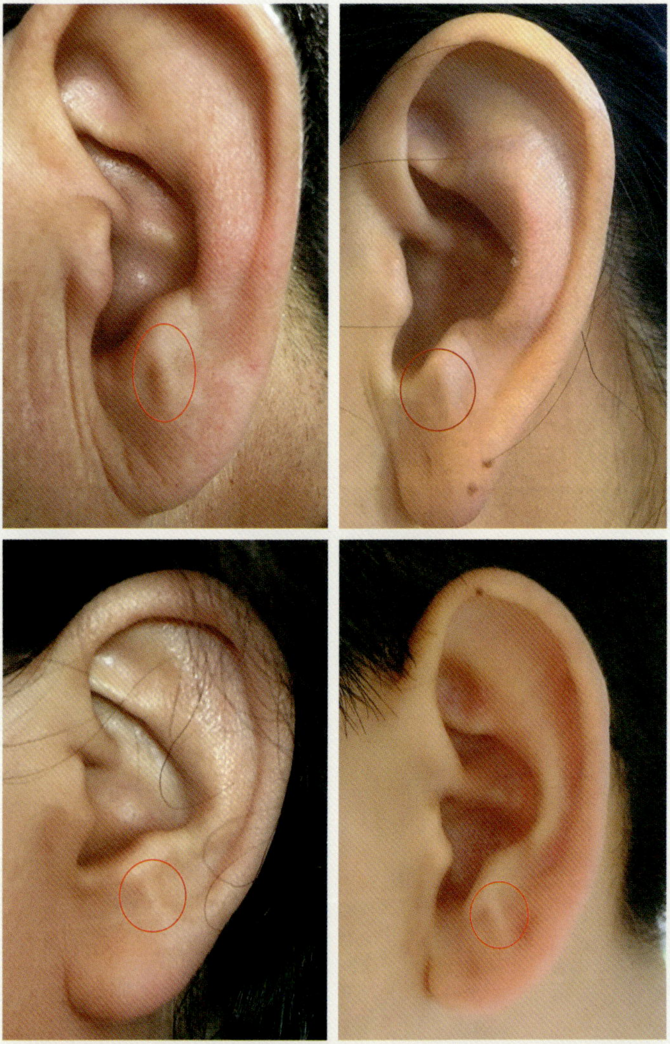

图 57　远视：对耳屏前下方长圆形凸起

三、散光

【特点】 对耳屏的前下方凸起两侧有凹点。多和近视、远视并见。见图 58。

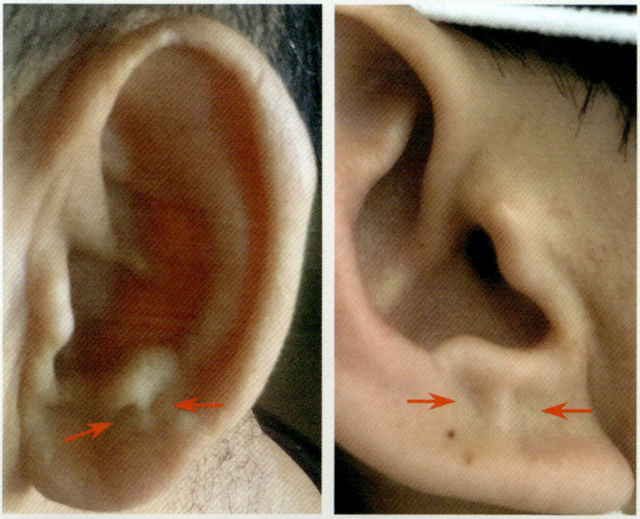

图 58　散光：对耳屏的前下方凸起两侧有凹点

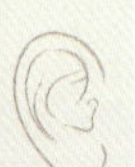

四、神经衰弱

【特点】 神经衰弱区条状软骨增生延伸增厚。见图 59。

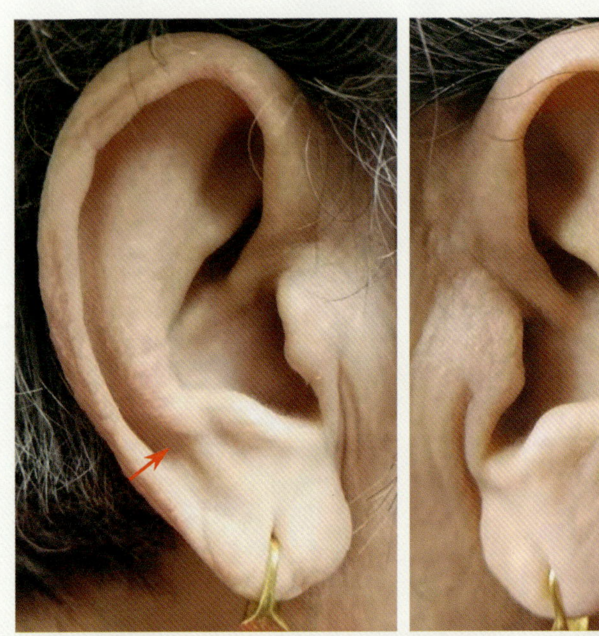
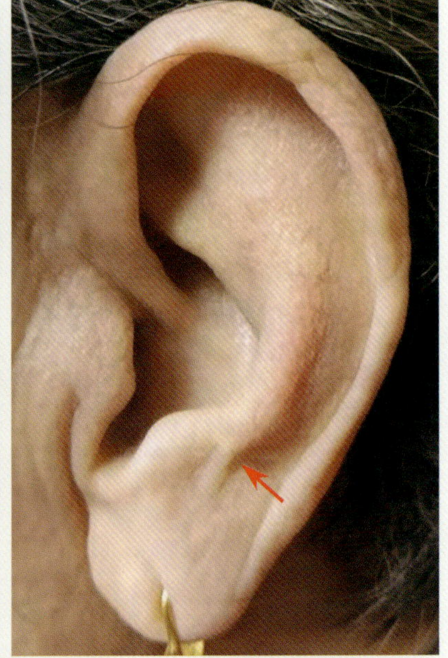

图 59 神经衰弱:神经衰弱区软骨增生延伸增厚

五、入睡困难、晚睡

【特点】 神经衰弱区片状或球形隆起,提示入睡困难或晚睡、熬夜。见图 60~图 62(图 62-1、图 62-2)。

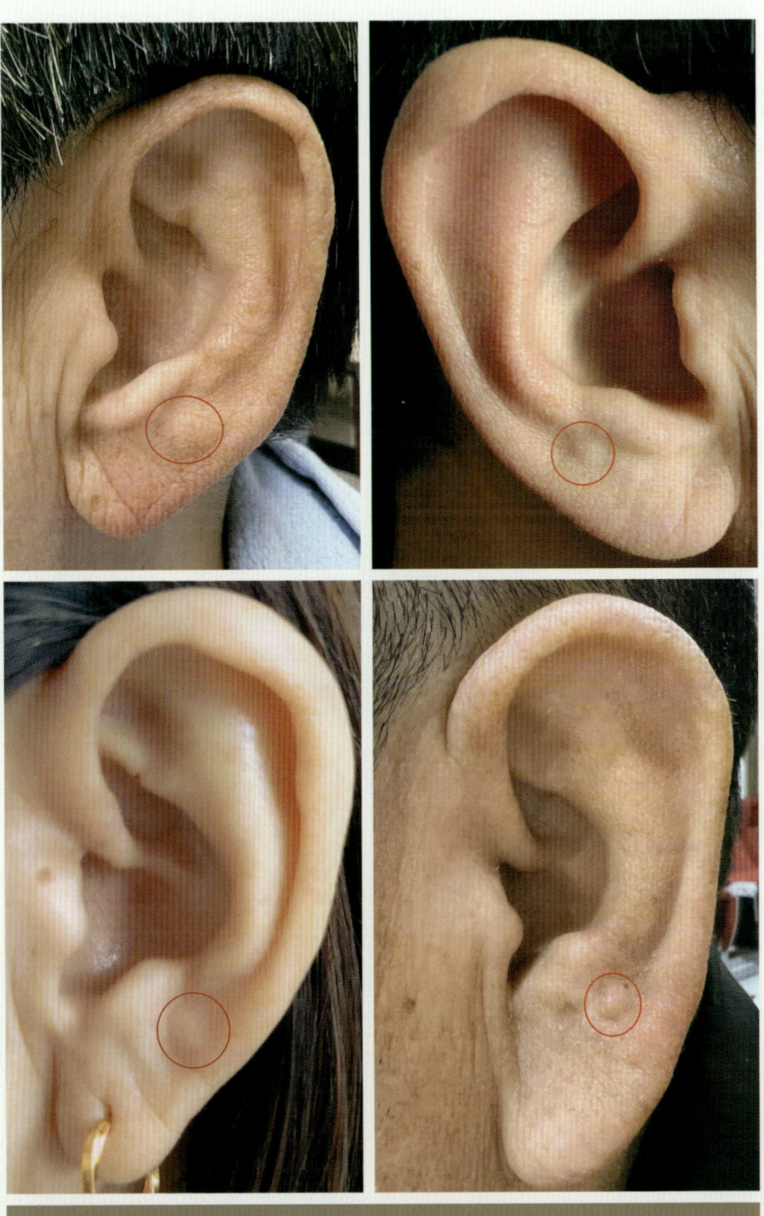

图 60 入睡困难：神经衰弱区片状隆起

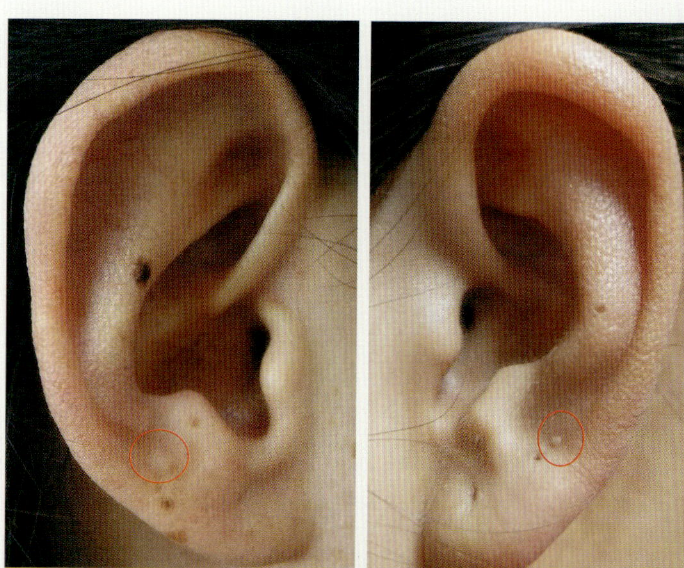

图 61　入睡困难：神经衰弱区颗粒状隆起

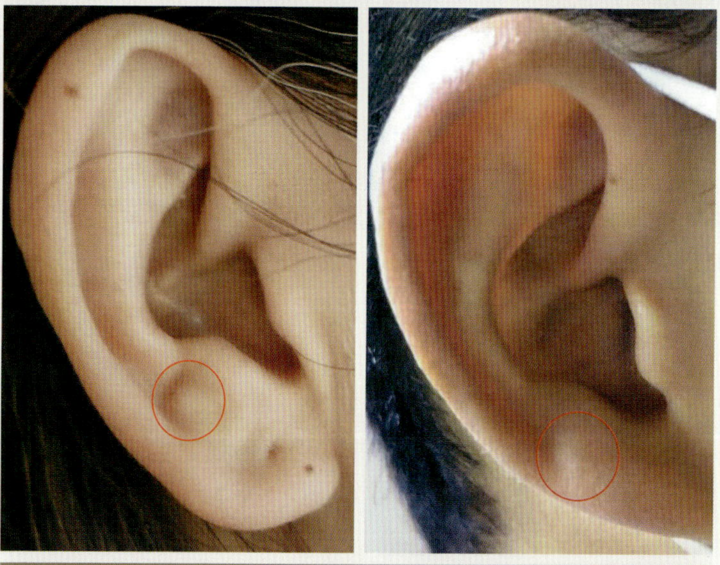

图 62-1　晚睡、熬夜：神经衰弱区片状隆起①

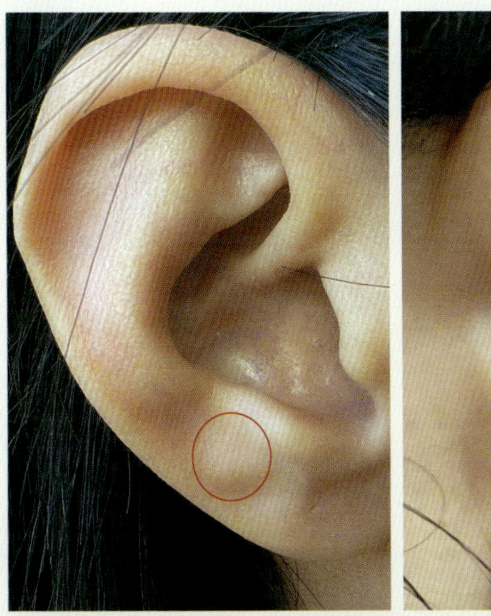
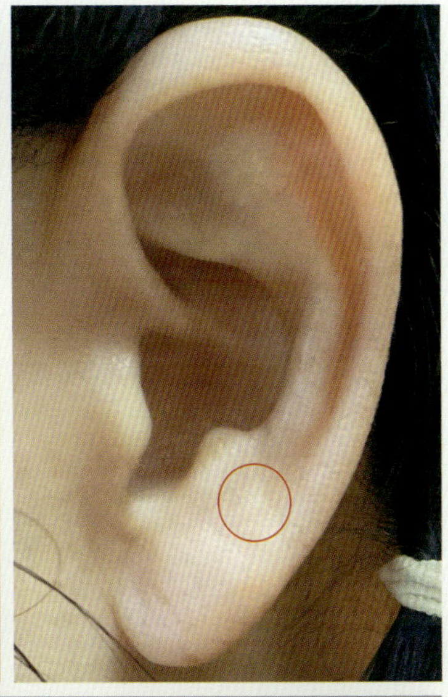

图 62-2 晚睡、熬夜：神经衰弱区片状隆起②

六、多梦

【特点】 神经衰弱区的背面有绿豆或花生豆状隆起，简称“梦团”。见图 63。

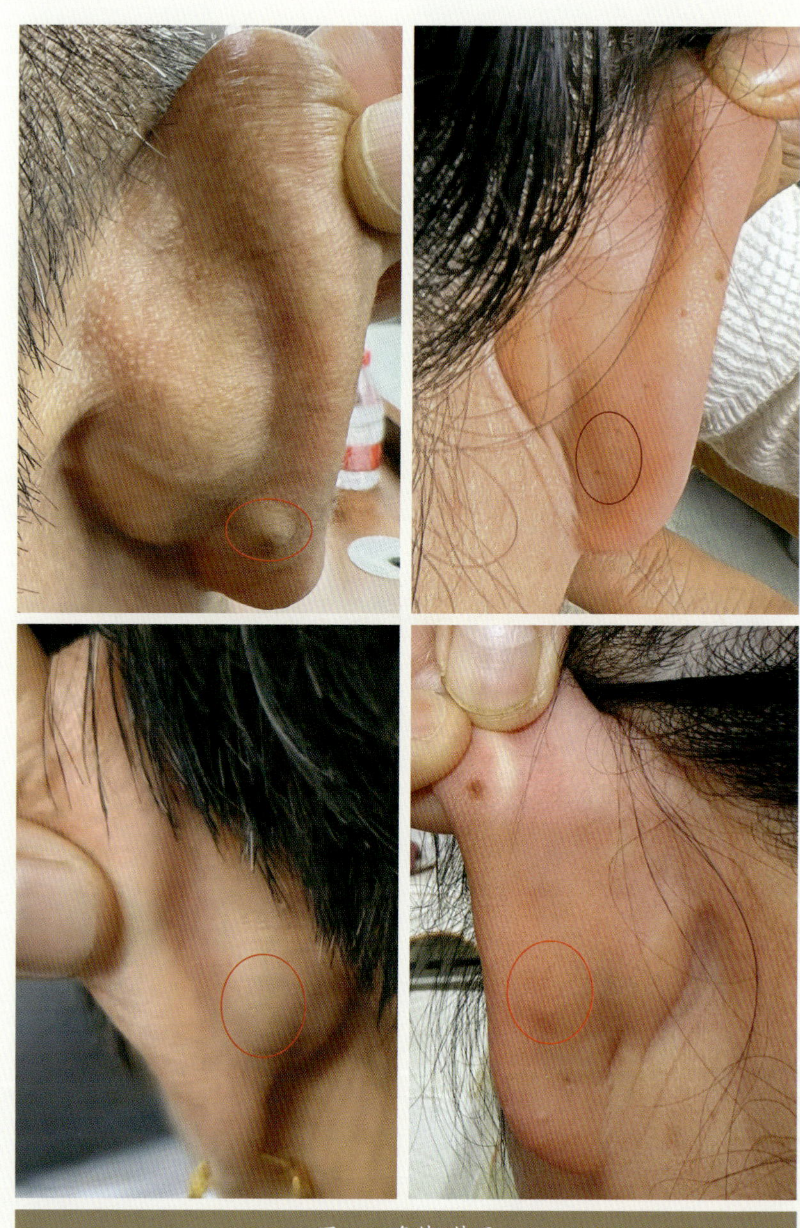

图 63　多梦:梦团

七、头晕

【特点】 轮屏切迹下晕区呈深红色凹陷。见图64、图65。

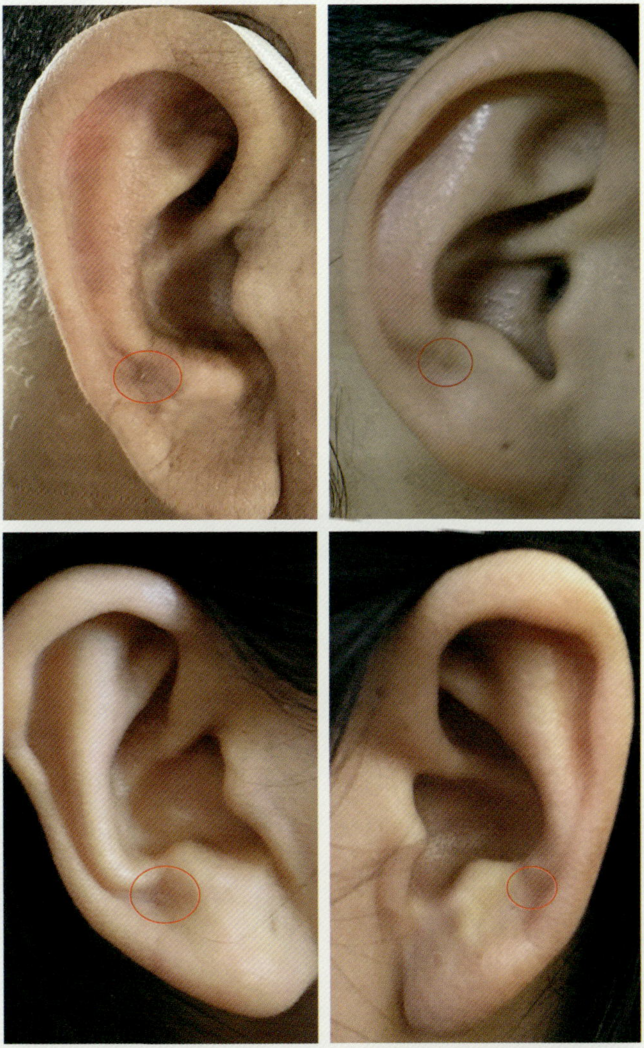

图64 头晕:晕区呈深红色凹陷

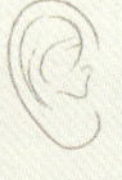

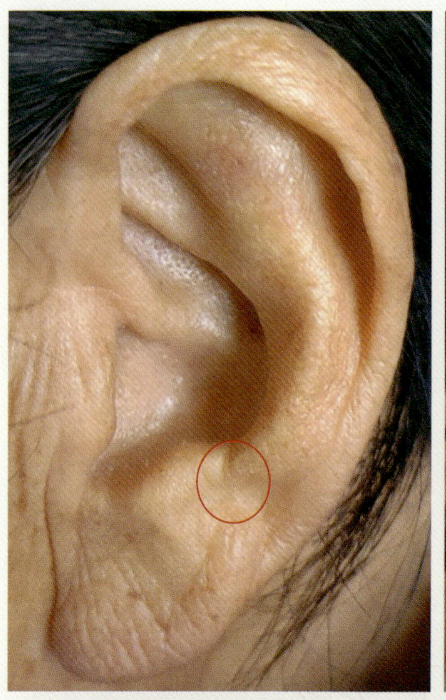

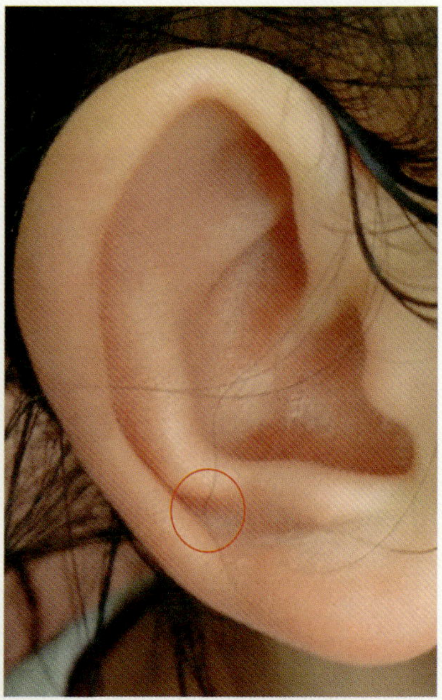

图 65　头晕(鼻炎引起):晕区呈凹陷

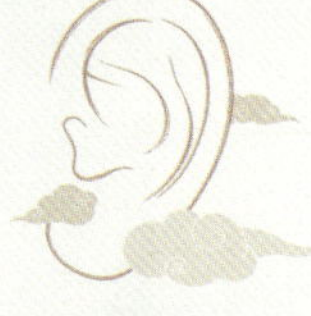

第三节　“九个分区”

耳垂对应人体头面部,常用于诊断头面部五官病症、睡眠轻浅短以及情绪问题。由内向外、由上而下把耳垂分成 1、2、3、4、5、6、7、8、9 九个分区,“九个分区”对应部位如下:见图 66。

1 区中点——牙。

2 区中点——舌。

3 区中点——颌。

4 区中点——神经衰弱点。

5 区中点——眼。

6 区中点——内耳。

7 区中点——情绪点。

8 区中点——扁桃体。

9 区——肿瘤特异区一部分。

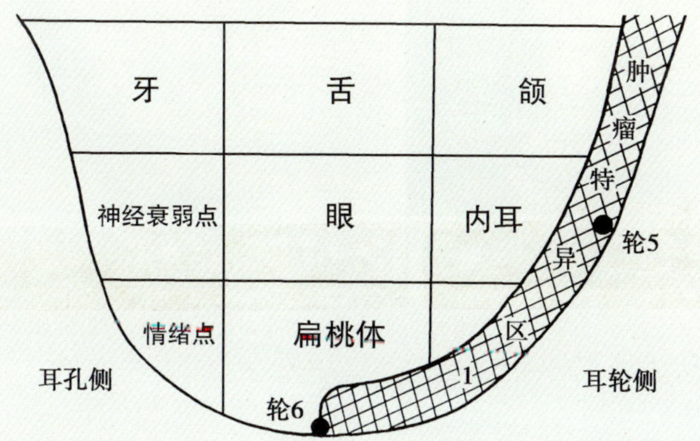

图 66　耳垂“九个分区”耳穴定位图

一、舌部疾病

【特点】 舌区红肿凹陷或隆起。见图 67、图 68。

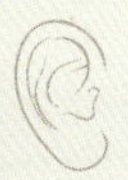

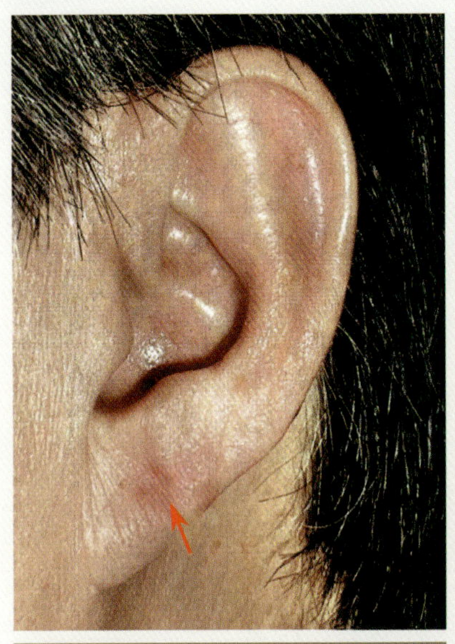

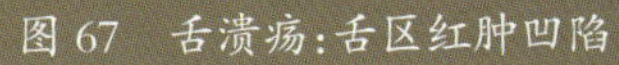

图 67　舌溃疡：舌区红肿凹陷

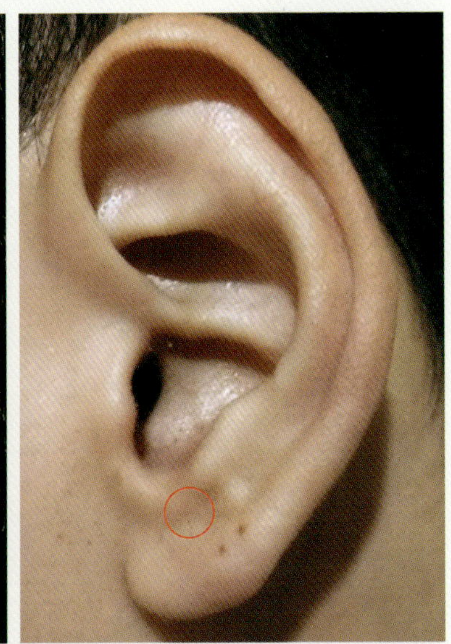

图 68　舌下腺囊肿术后：舌区凹陷

二、牙周炎

【**特点**】 下颌区片状隆起或红肿。见图 69。

三、颞下颌关节炎

【**特点**】 下颌区：隆起或色红。见图 70。

四、眼睑炎

【**特点**】 眼区发红不光滑。见图 71。

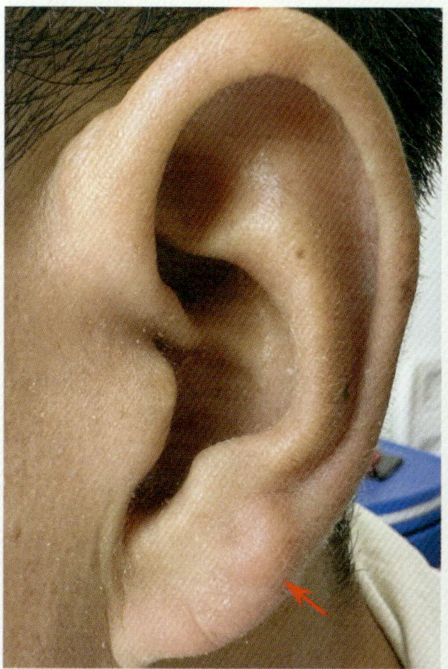
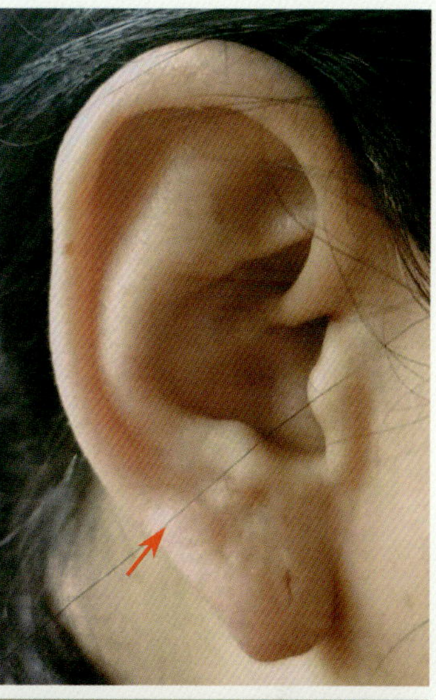

图 69 牙周炎：下颌区片状隆起或红肿

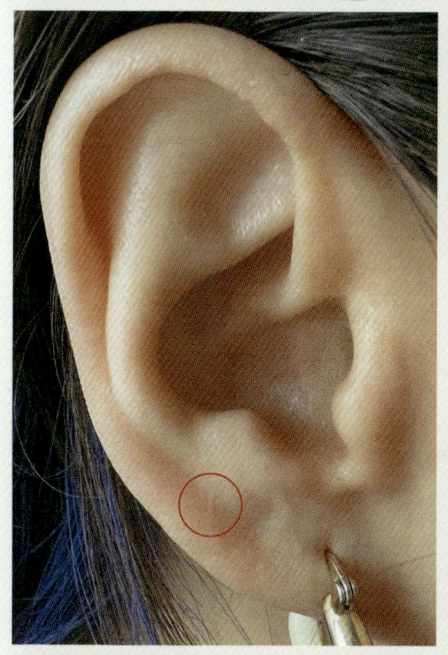
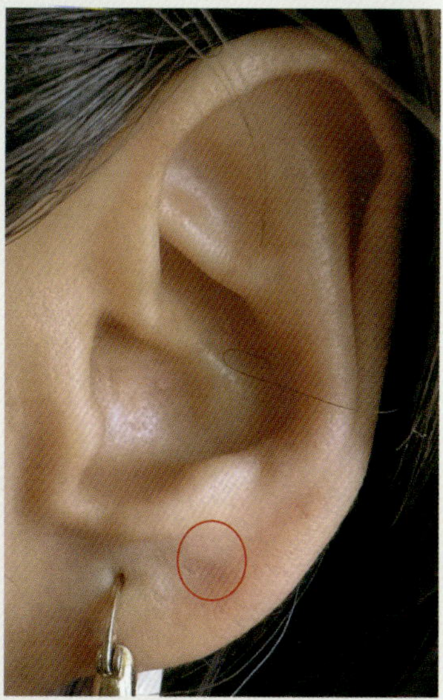

图 70 颞下颌关节炎：下颌区隆起色红

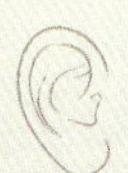

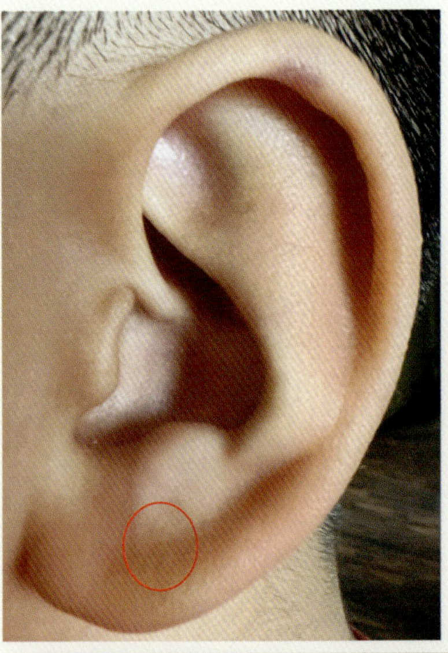

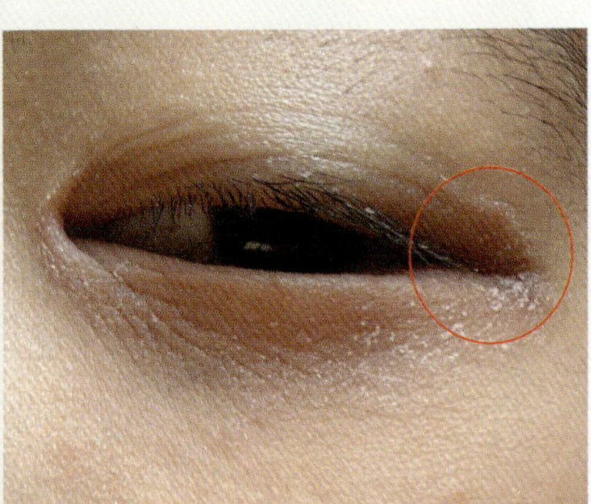

图 71　眼睑炎：眼区发红不光滑

五、睡眠轻浅短

【特点】 神经衰弱点有隆起或凹陷或色素沉着。见图 72~ 图 74。

六、焦虑或抑郁

【特点】 耳垂 7 区情绪点色素沉着。见图 75。

七、扁桃体炎

【特点】 8 区扁桃体区颜色呈褐色、红色等变化。见图 76、图 77。

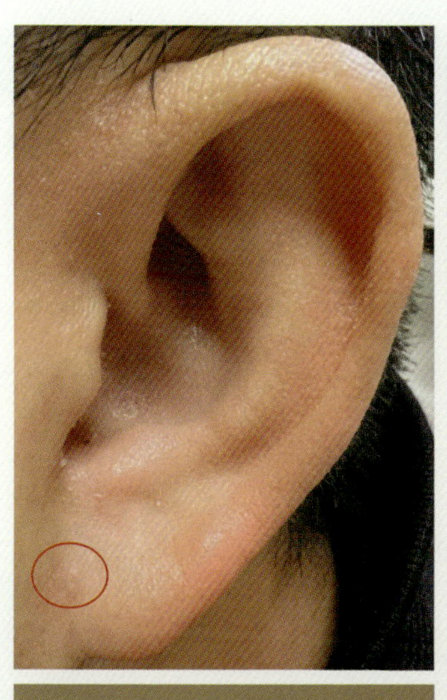

图 72　睡眠轻浅短：神经衰弱点见隆起

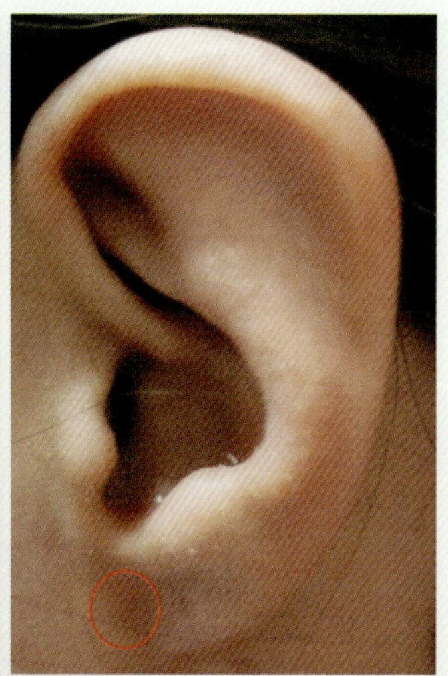

图 73　睡眠轻浅短：神经衰弱点见凹陷

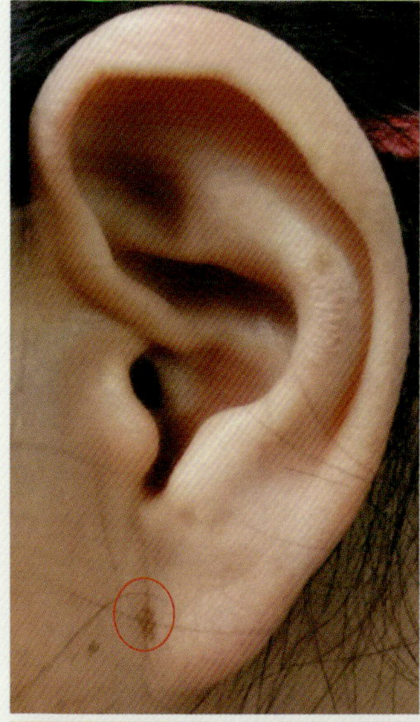

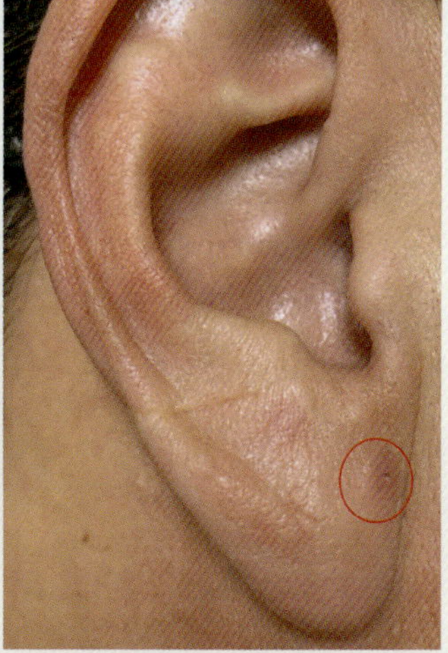

图 74　睡眠轻浅短：神经衰弱点见色素沉着

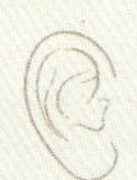

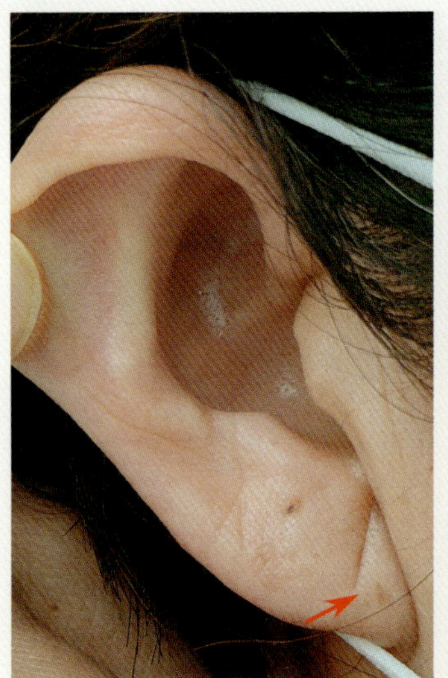

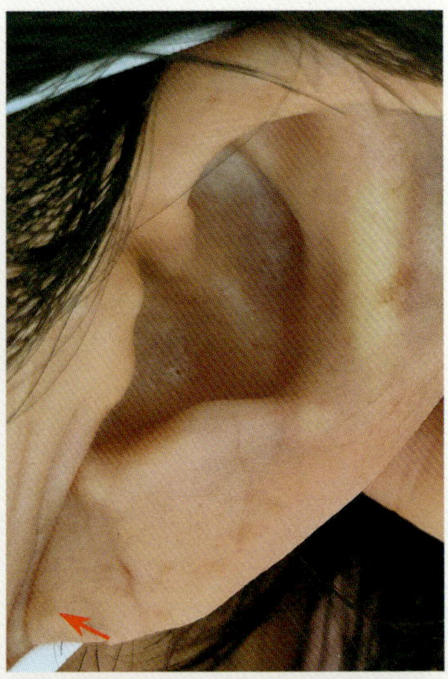

图 75 焦虑(害怕一个人在房间、乘坐电梯):情绪点色素沉着

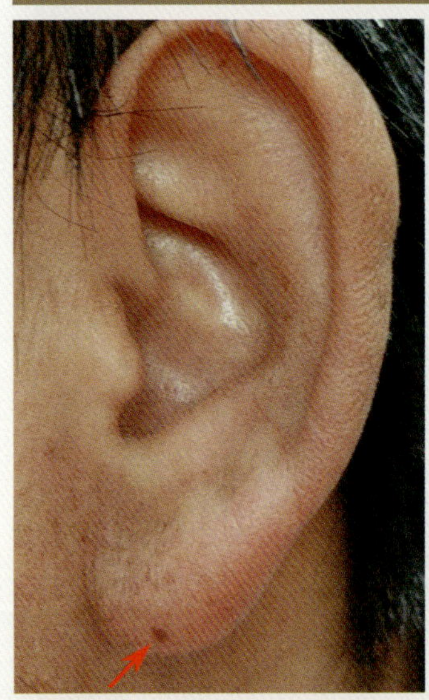

图 76 慢性扁桃体炎:
扁桃体区呈褐色

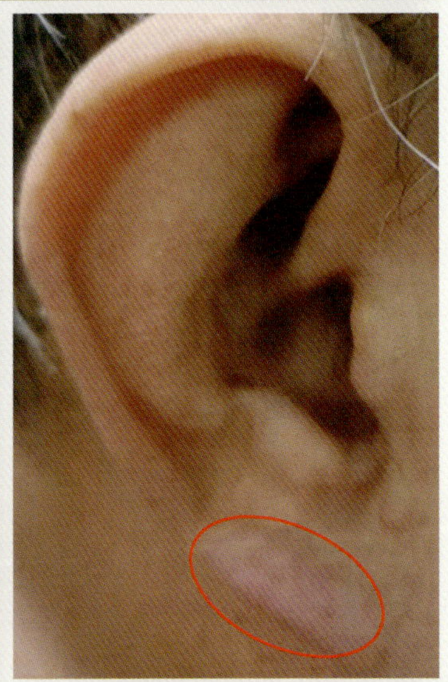

图 77 急性扁桃体炎:
扁桃体区红色肿胀

第三章
耳屏部位的病症诊断

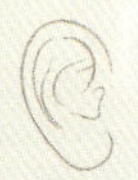

耳屏的内侧面对应人体的内鼻、鼻咽、咽、喉，见图78。由于位于耳屏的内侧面不容易观察到，所以在诊断病症时，常用手指触摸或探测笔探查的方法。定位见图78。

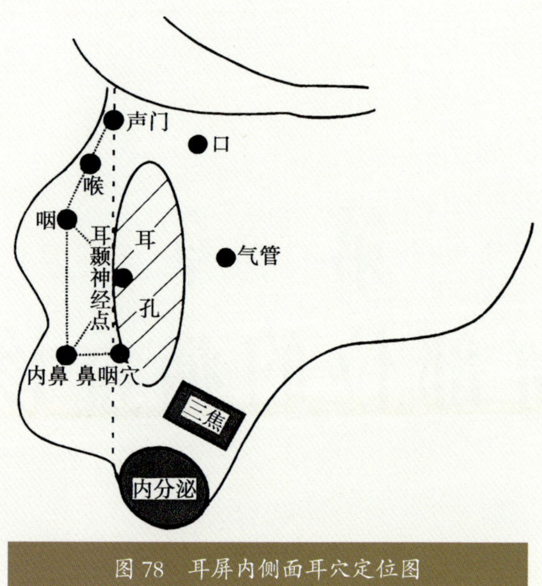

图78　耳屏内侧面耳穴定位图

一、过敏性鼻炎

【特点】 内鼻区见水肿、压痕、压痛。见图79。

二、慢性咽炎

【特点】 咽区见肿胀、结节、压痕，触之皮肤粗糙或有增厚感。见图80。

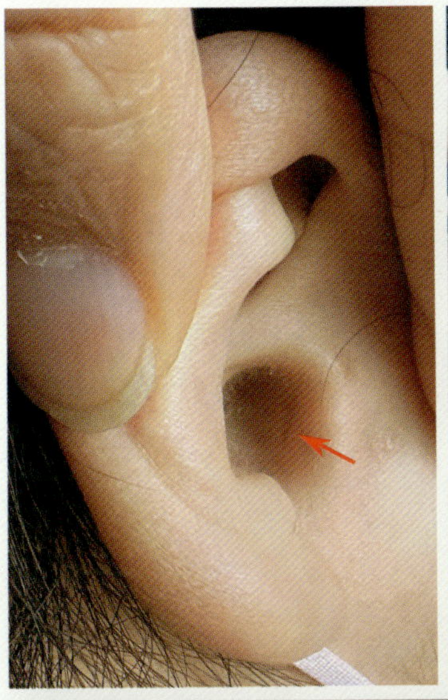
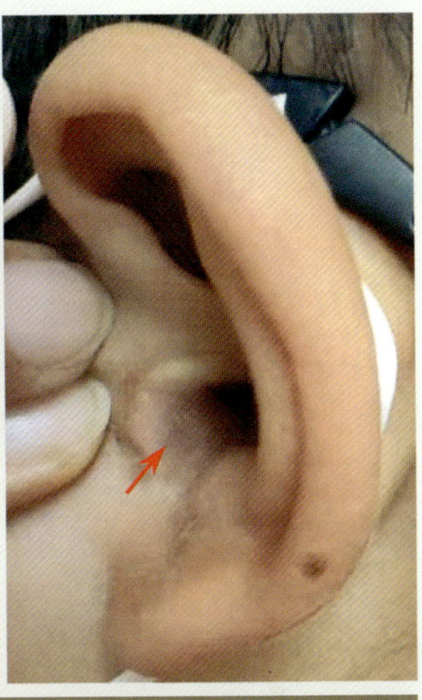

图 79 过敏性鼻炎：内鼻区水肿、压痕

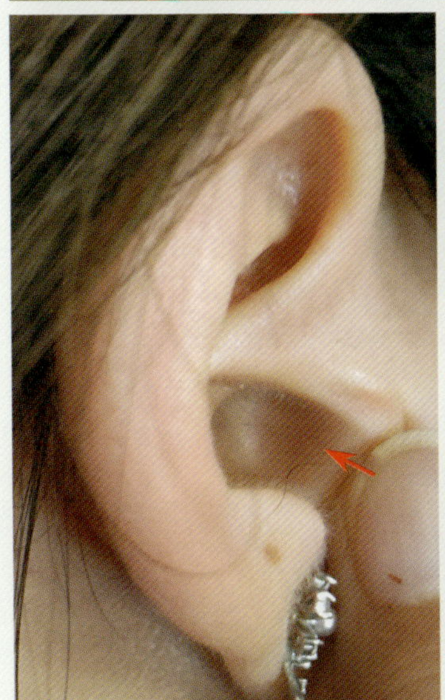
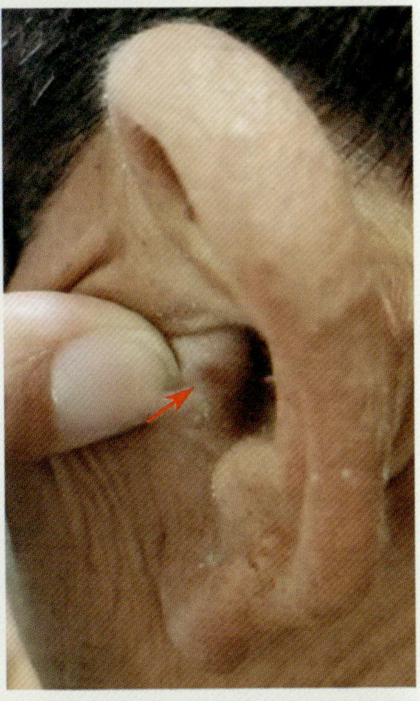

图 80 慢性咽炎：咽区见肿胀、结节、压痕

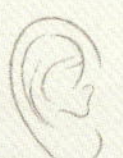

三、鼻咽炎、鼻液倒流

【特点】 鼻咽部见肿胀，触之有结节、压痛或粗糙。见图 81。

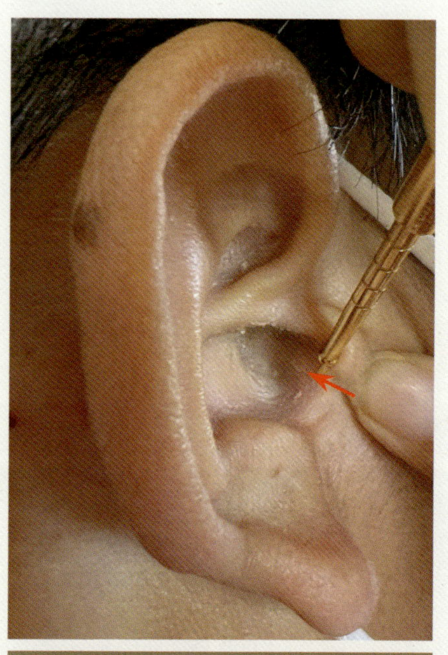

图 81　鼻咽炎：鼻咽部触之有结节，表面粗糙

第四章
对耳屏部位的病症诊断

——“一个山，一条线，一个隆起”

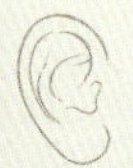

对耳屏对应人体的头、脑、神经系统，其中大脑皮质下分布在对耳屏的内侧，与大脑中枢联系密切。通过观察对耳屏的“山峰”高度，判断智商、记忆力、头脑反应敏捷度等。通过观察对耳屏下缘由卵巢-额-颞-顶-脑干构成的“头脑清晰线”，判断头脑是否清晰、清醒。通过观察对耳屏下缘的额、颞、顶、枕部位的隆起，诊断头部相应部位的疼痛。定位见图 82。

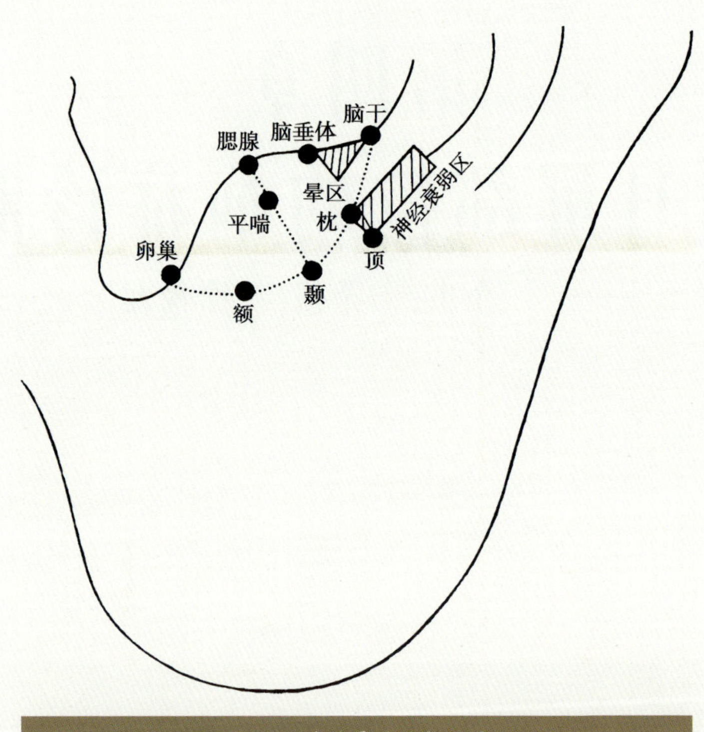

图 82　对耳屏耳穴定位图

一、聪明脊——“一个山”

【特点】 对耳屏高耸像一个小山峰。表明智商高、聪明。见图 83。

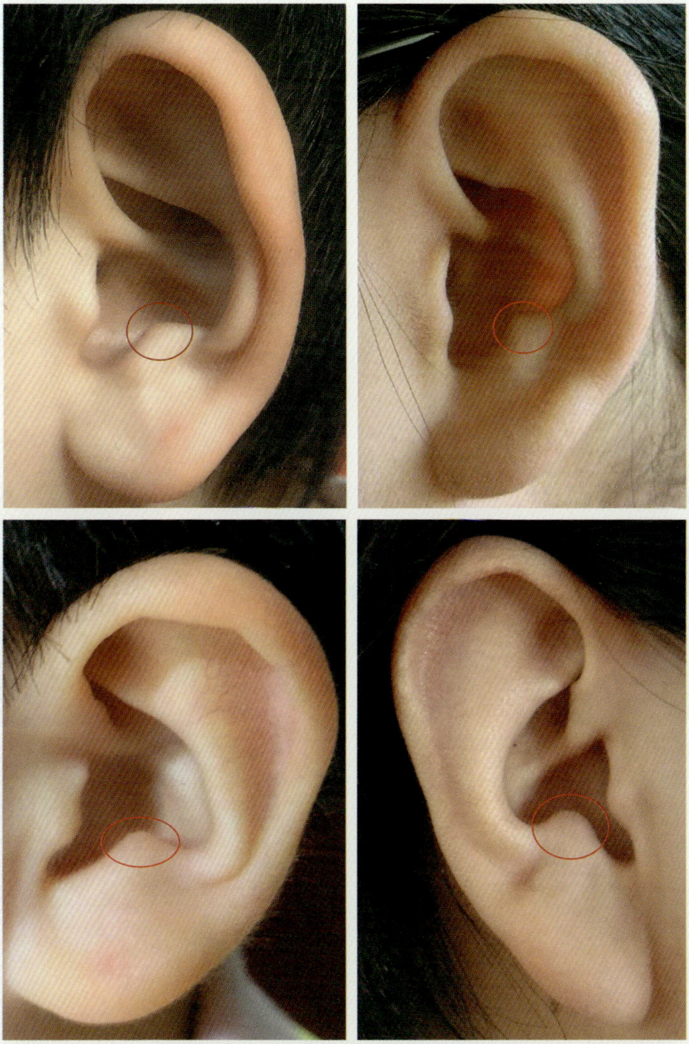

图 83 对耳屏高耸:聪明脊

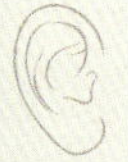

二、智力障碍或记忆力下降

【特点】 对耳屏耷拉或扁平。提示智力障碍或记忆力下降。见图 84~图 87。

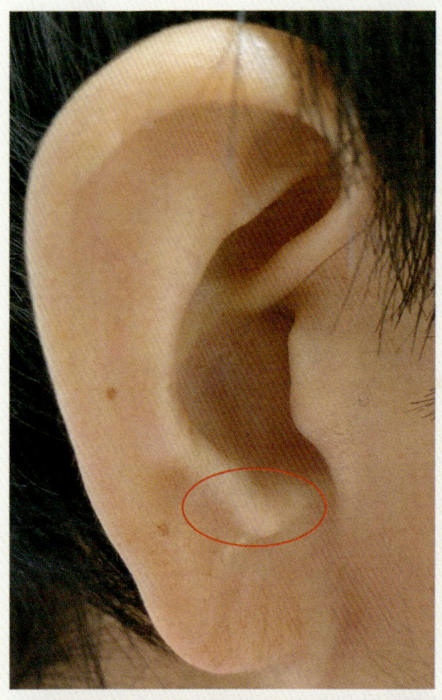

图 84 轻度智障（小时候被醉酒的姥爷砸成脑震荡所致）：对耳屏耷拉

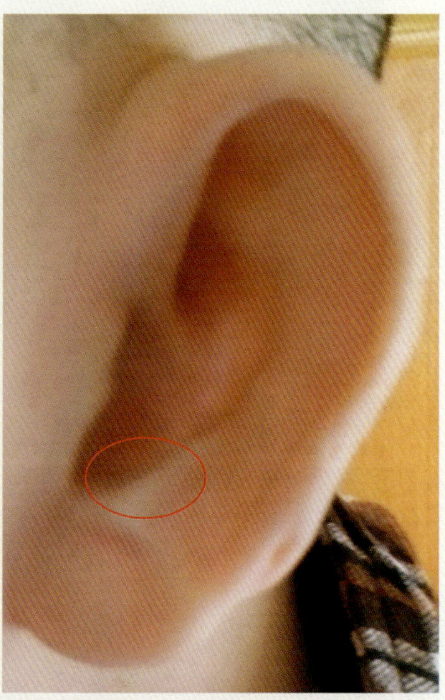

图 85 智力障碍（小儿脑瘫引起）：对耳屏扁平

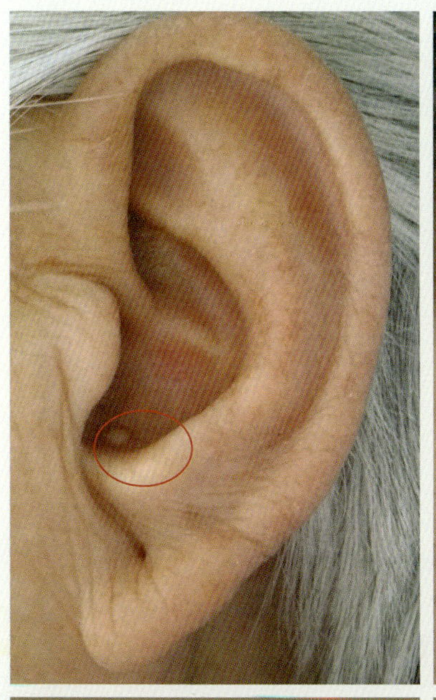

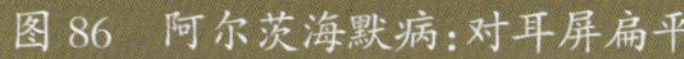

图 86 阿尔茨海默病：对耳屏扁平

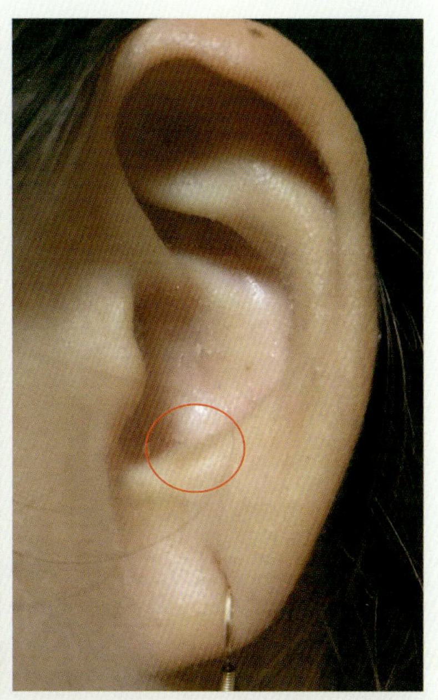

图 87 记忆力下降：对耳屏扁平

三、头脑清晰线——“一条线”

【特点】 对耳屏下方边界清晰呈线状。提示头脑清晰。见图 88。

四、前额痛——“一个隆起”

【特点】 对耳屏下方一条线的内侧 1/3，即额穴呈隆起。见图 89。

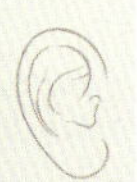

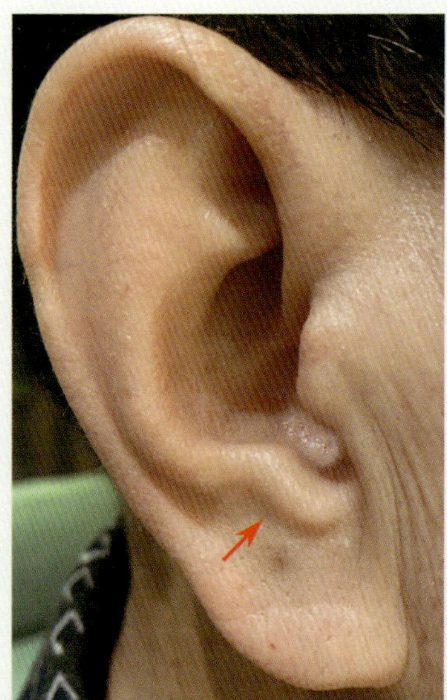
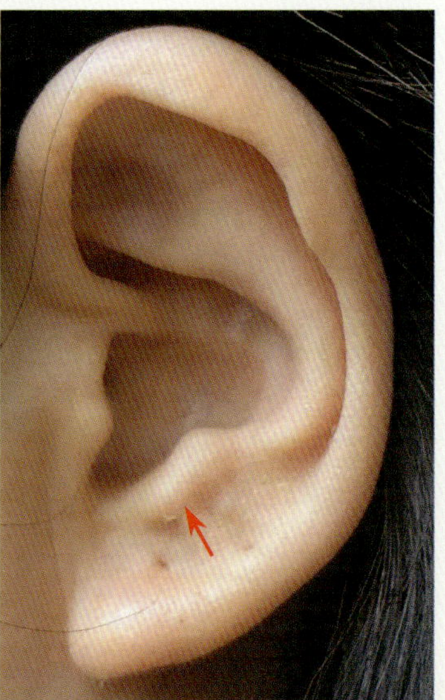

图 88 头脑清晰线

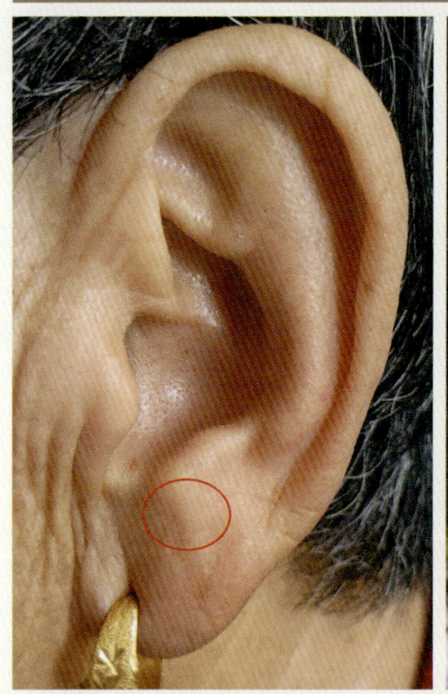
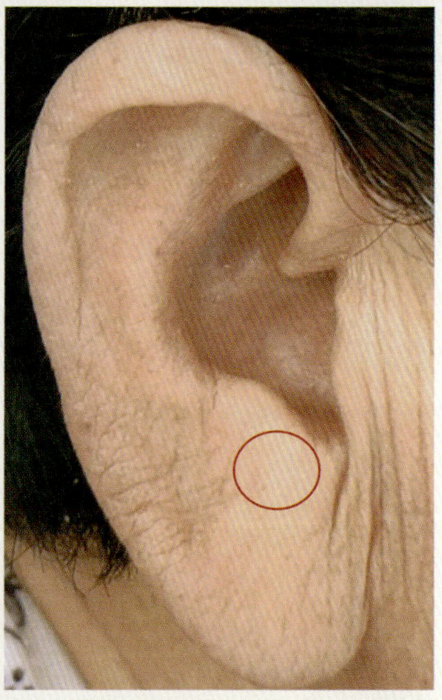

图 89 前额痛:额穴呈隆起

五、侧头痛——“一个隆起”

【特点】 对耳屏下方一条线的中间，即颞穴呈隆起。见图 90。

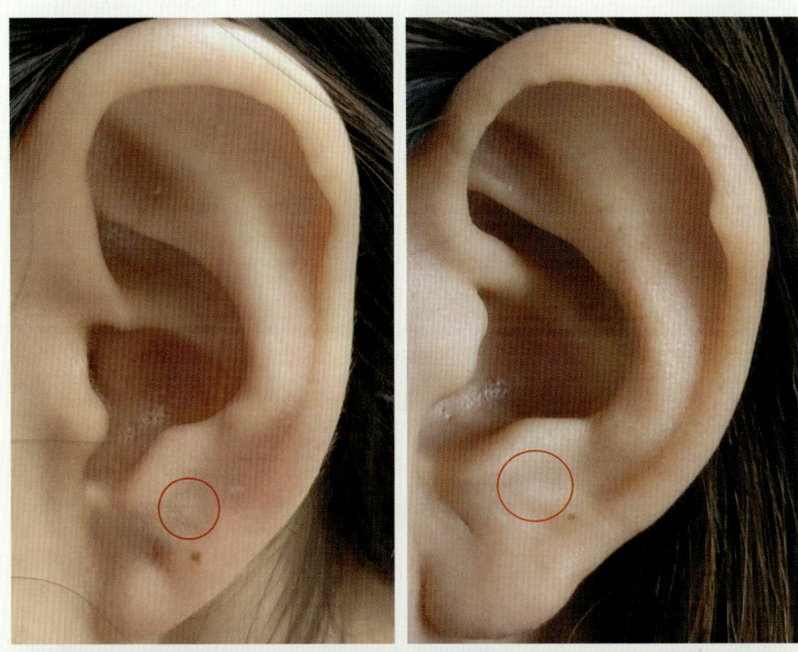

图 90　侧头痛：颞穴隆起

六、全头痛——“一片隆起”

【特点】 对耳屏外下方，呈片状隆起。见图 91、图 92。

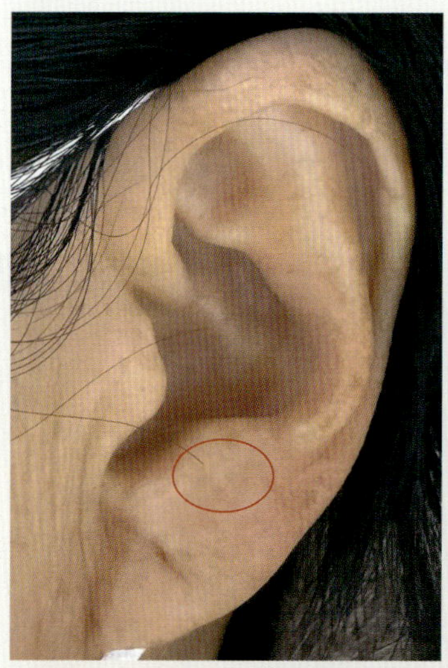

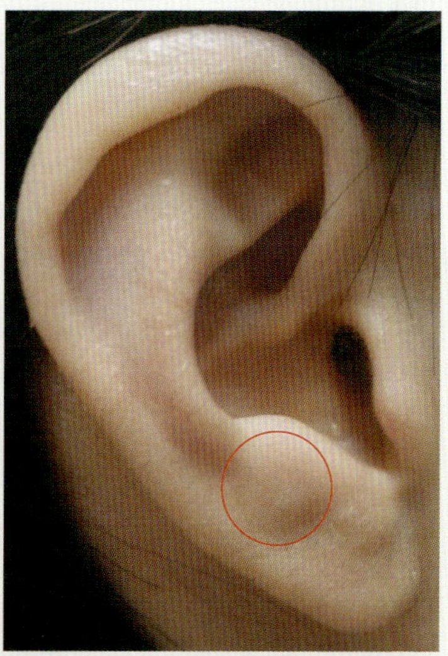

图 91　全头痛：对耳屏外下方呈片状隆起

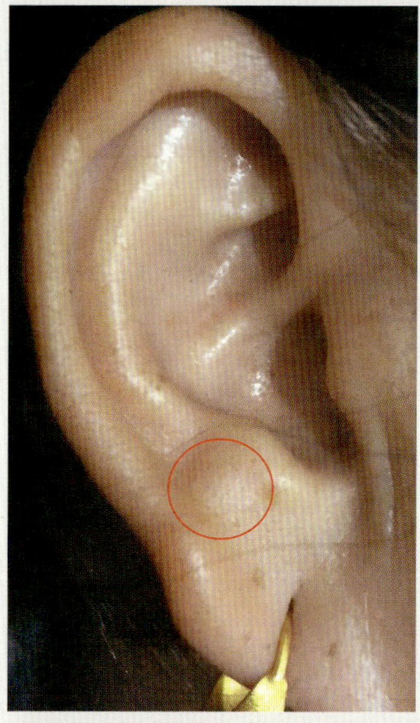

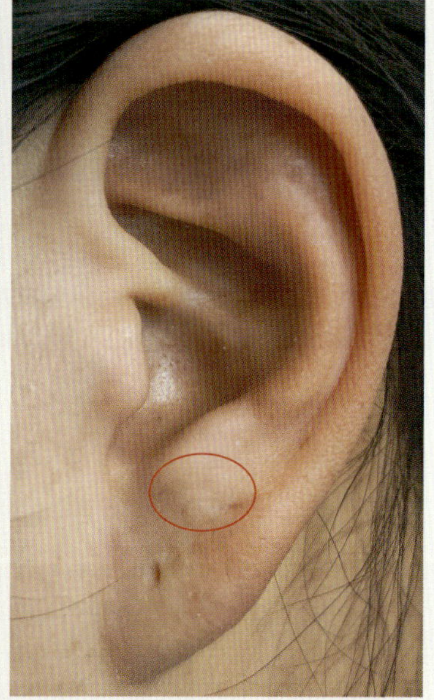

图 92　全头痛、头发沉：对耳屏外下方呈片状隆起

第五章
屏间切迹的病症诊断

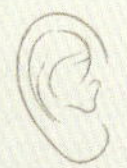

屏间切迹位于耳屏与对耳屏之间，呈一条弧形切迹，对应人体的内分泌，对于诊断内分泌的正常与否有重要意义。除了诊断糖尿病、甲状腺疾病等内分泌疾病外，对于男性，内分泌阳性反应主要反映肝的情况，比如脂肪肝、肝脾肿大、肝硬化等；对于女性，内分泌阳性反应主要反映月经的情况，如绝经前后诸证、月经紊乱等情况。具体反映哪个部位的病症，还要结合相应耳穴部位的阳性反应作出综合判断。屏间切迹的卵巢穴常用于诊断卵巢囊肿、卵巢炎、卵巢肿瘤等病症。定位见图 93。

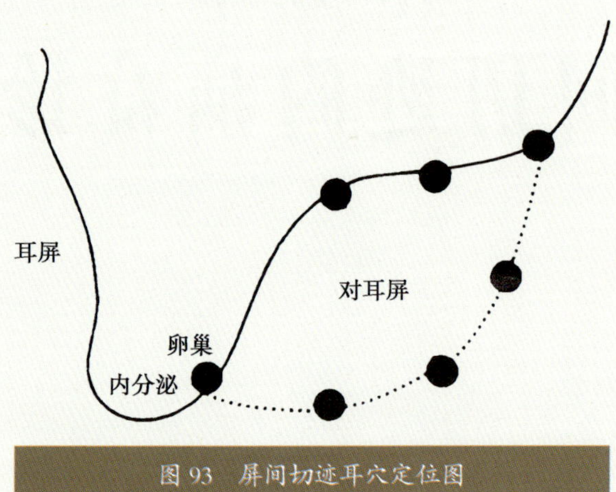

图 93　屏间切迹耳穴定位图

一、内分泌正常——“一条弧度”

【特点】 屏间切迹呈一条弧形清晰的线。提示内分泌正常。见图 94。

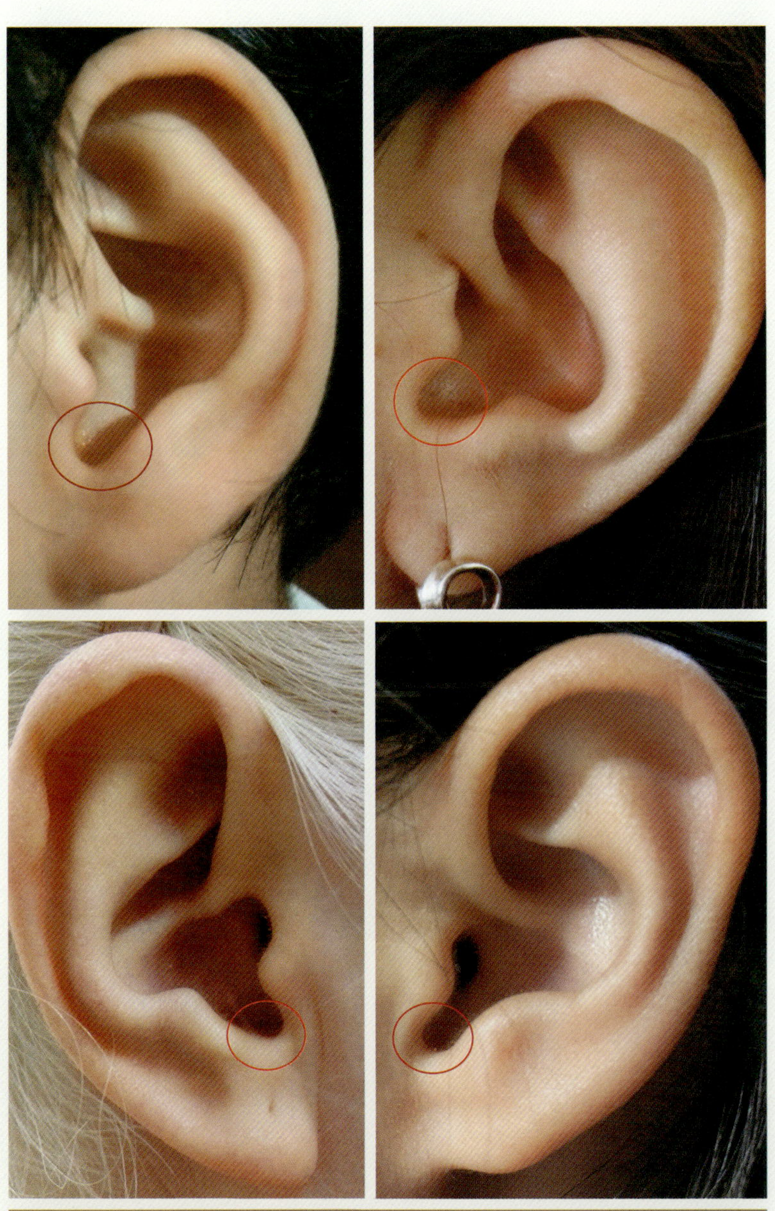

图 94　内分泌正常：屏间切迹呈一条弧形清晰的线

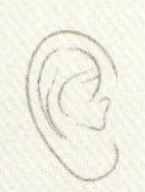

二、内分泌失调

【特点】 屏间切迹弧形的线模糊，可伴增宽或狭窄夹角。见图 95~图 99。

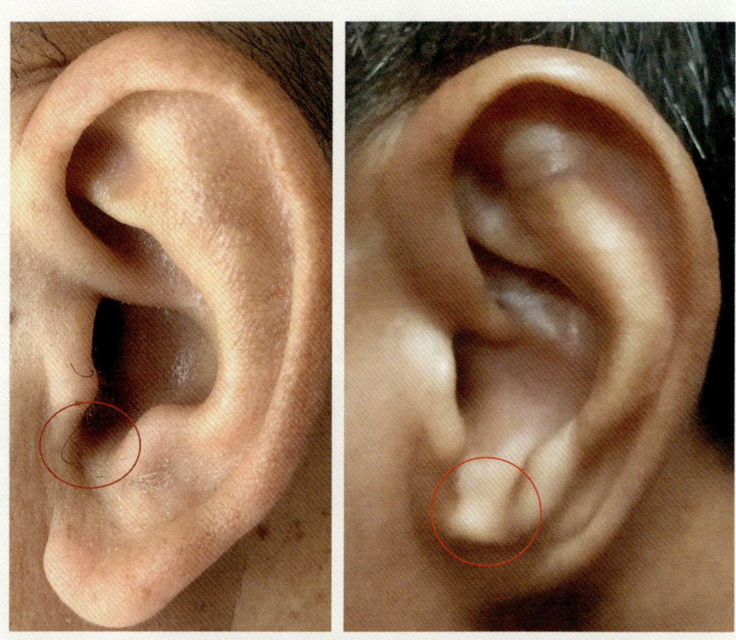

图 95　内分泌失调：屏间切迹弧形的线模糊伴增宽

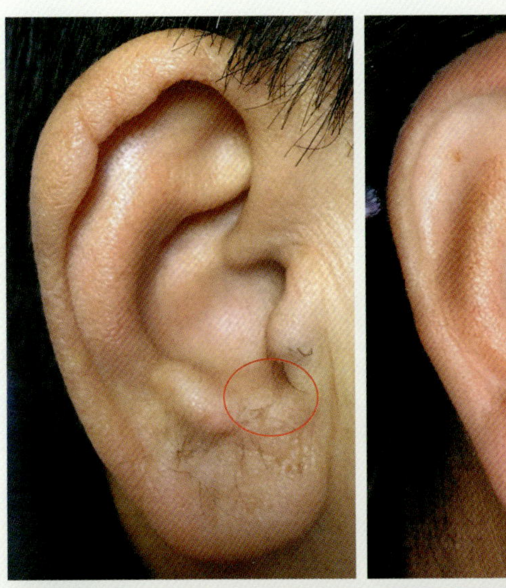
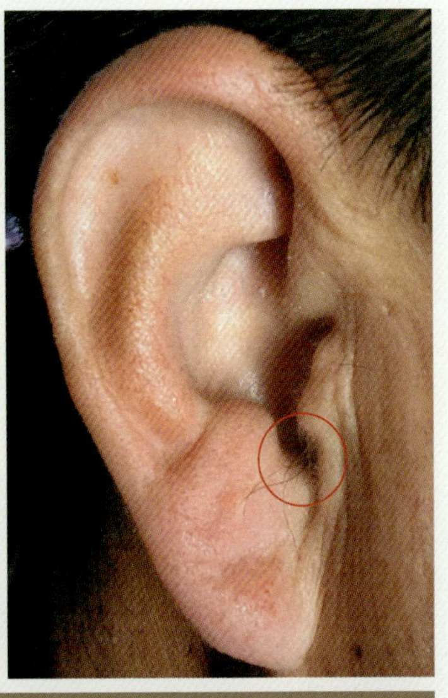

图 96 内分泌失调(重度脂肪肝):屏间切迹弧形的线模糊伴增宽或夹角

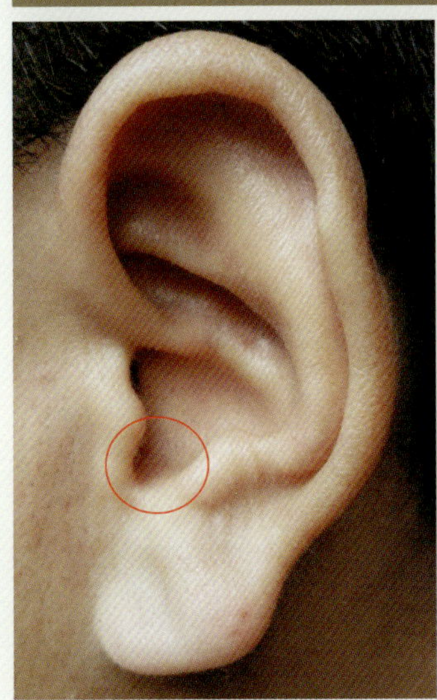

图 97 内分泌失调(轻度脂肪肝):屏间切迹弧形边界模糊

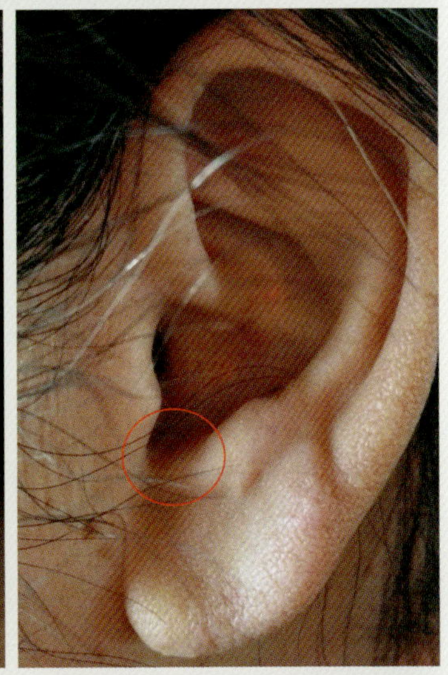

图 98 内分泌失调(糖尿病 20 年):屏间切迹弧形边界模糊

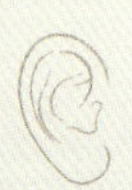

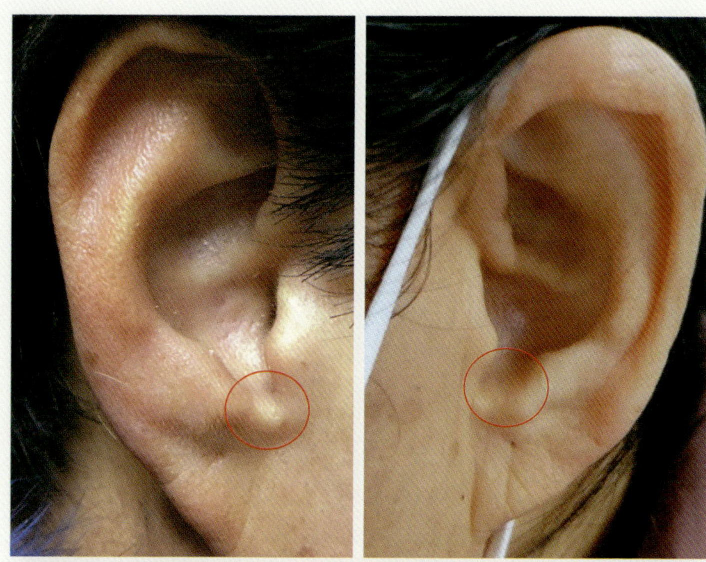

图 99 内分泌失调(围绝经期月经紊乱):屏间切迹弧形边界模糊、增宽

三、卵巢囊肿

【特点】 卵巢穴增厚、增宽或肿胀、包块。见图 100。

四、卵巢炎

【特点】 卵巢穴色红、增宽或肿胀。见图 101、图 102。

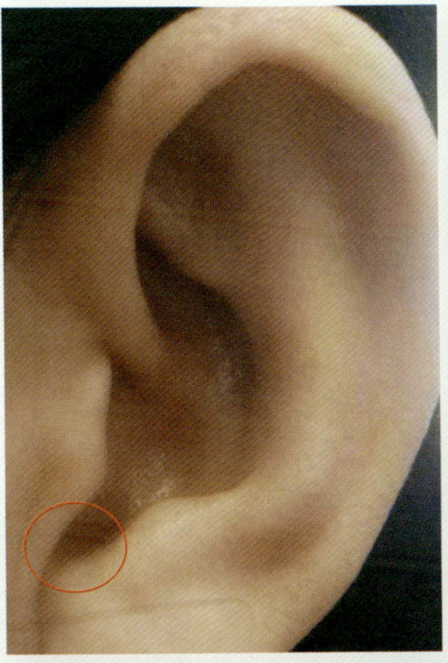
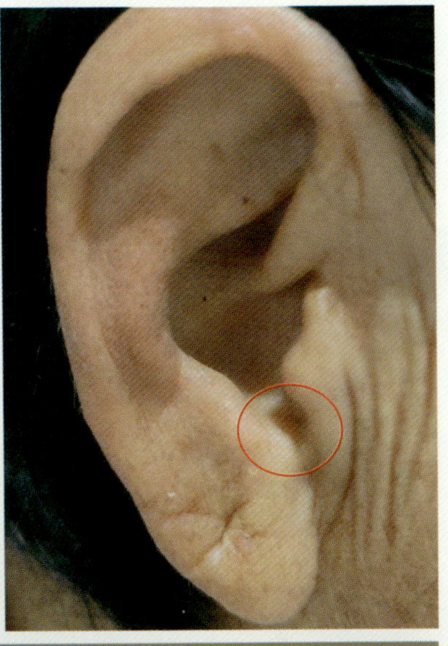

图 100 卵巢囊肿：卵巢穴增厚肿胀

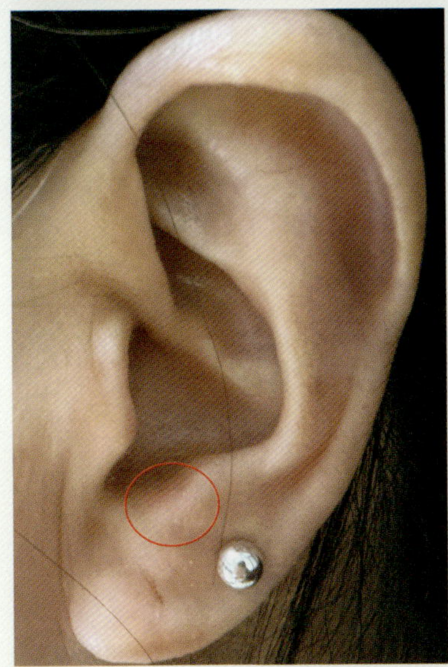

图 101 卵巢炎：卵巢穴色红、增宽

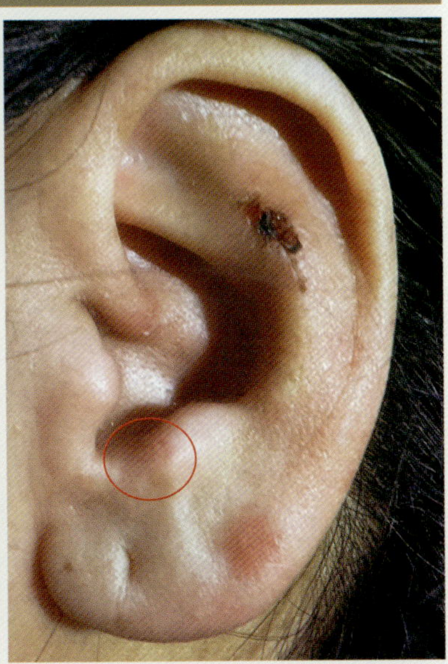

图 102 卵巢炎：卵巢穴色红、肿胀

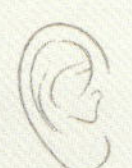

五、卵巢肿瘤

【特点】 卵巢穴肿物。见图 103。

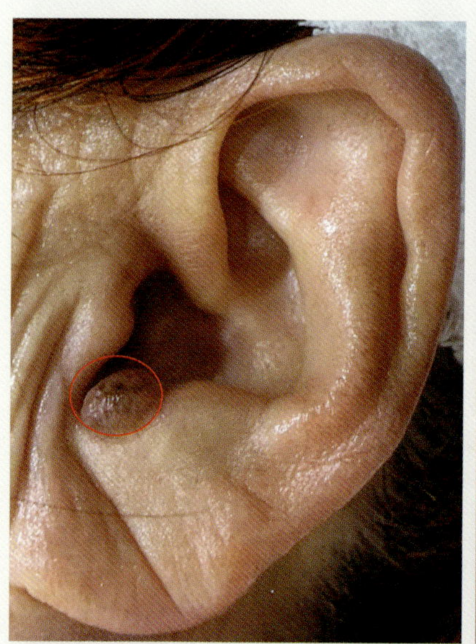

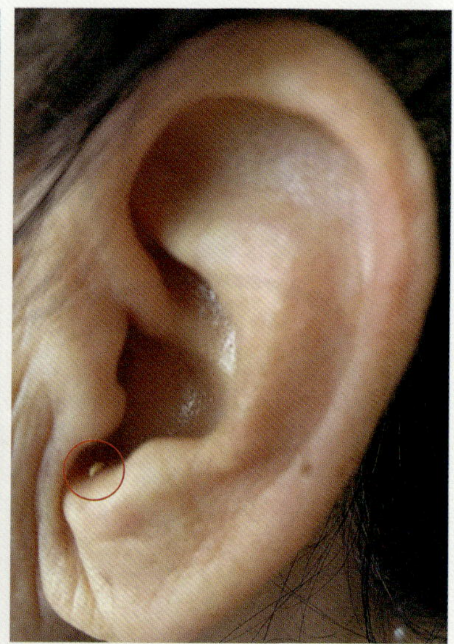

图 103　卵巢肿瘤:卵巢穴有肿物

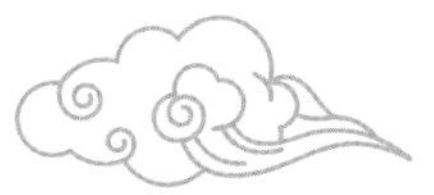

第六章
耳甲腔部位的病症诊断
——“一个勺子”

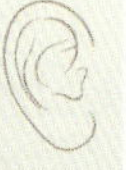

耳甲腔位于耳孔后方、耳轮脚下方、对耳轮前方和对耳屏上方，对应人体的胸腔。常用于诊断心脏病症，如心律不齐、心脏扩大、心脏支架、心肌梗死等，常与心律不齐沟相互参考。诊断肺部病症，如肺炎、肺结节、急性支气管炎、慢性支气管炎等病症以及吸烟、吸毒等。心区位于耳甲腔的正中央，由气管-支气管-肺-结核点-脾-血液点构成了一个勺子形状。定位见图 104。

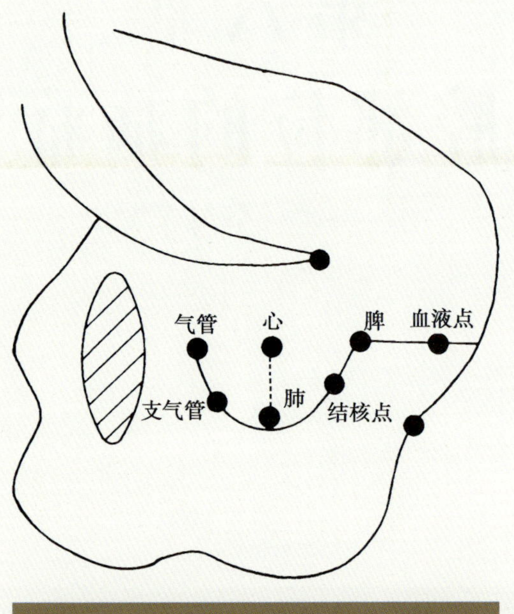

图 104　耳甲腔穴位定位图

一、吸烟史

【特点】 支气管及肺区呈灰褐色甚至黑色。见图105、图106。

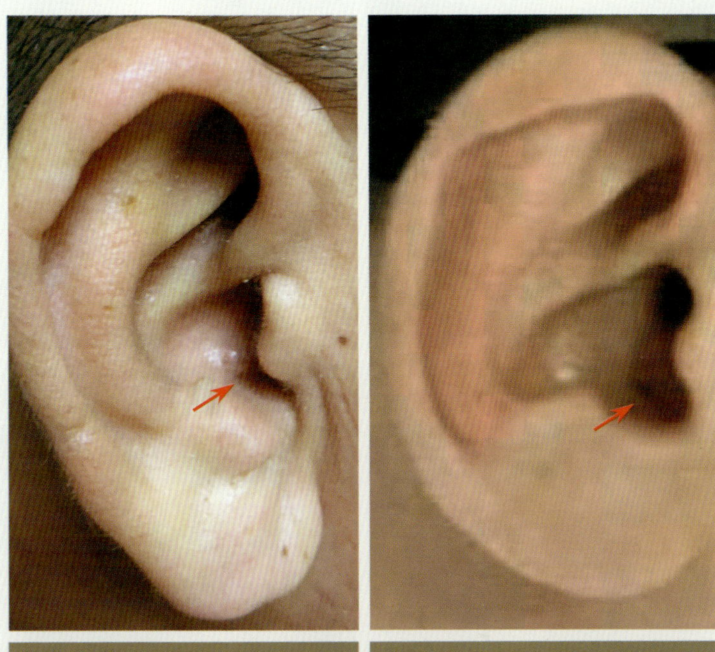

图105 吸烟20余年：肺区褐色

图106 吸烟多年（一天一包烟）：支气管区褐色

二、咳嗽

【特点】 肺区有结节隆起，或小丘疹，或凹陷，或皱褶。见图107~图113。

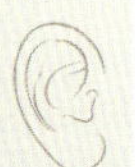

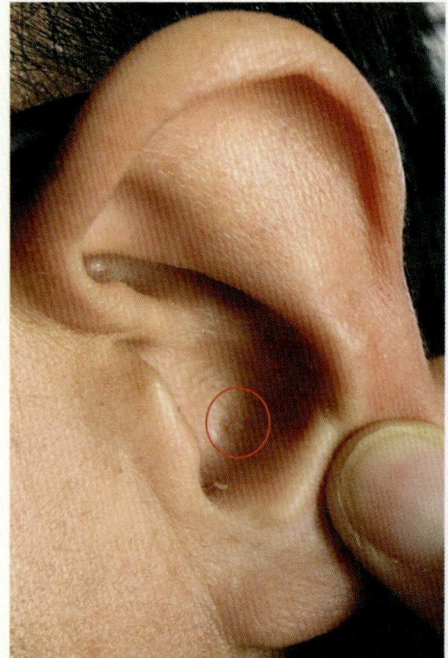

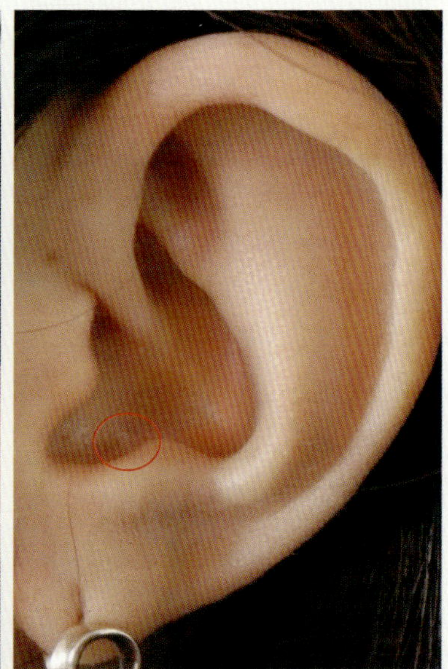

图 107　咳嗽:肺区结节隆起

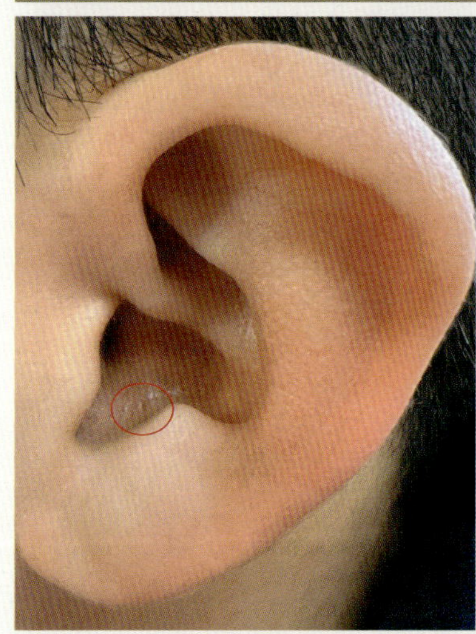

图 108　曾患百日咳、肺炎,感冒即咳:肺区皱褶

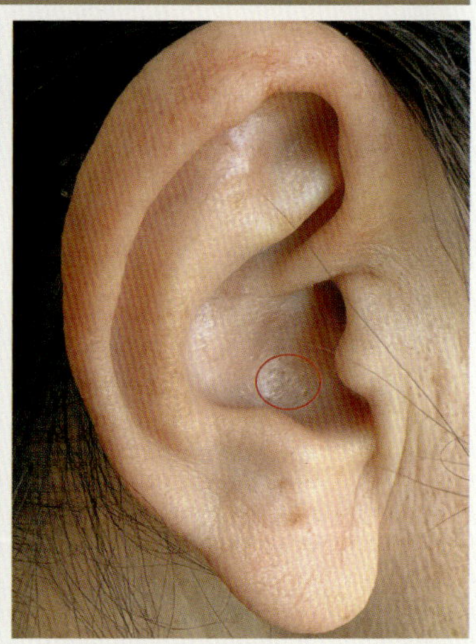

图 109　经常咳嗽:肺区丘疹

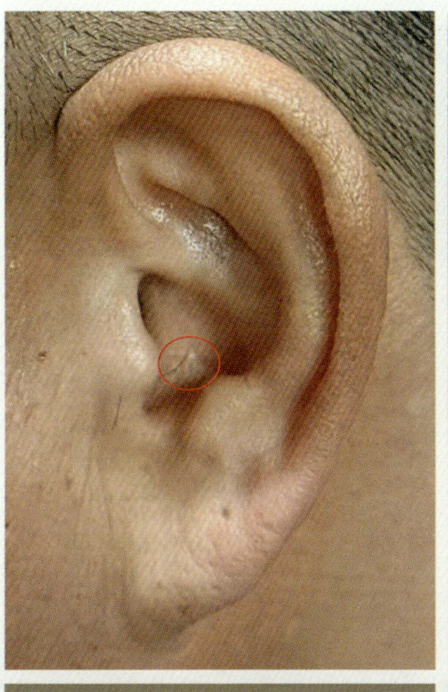

图 110 干咳无痰:肺区丘疹

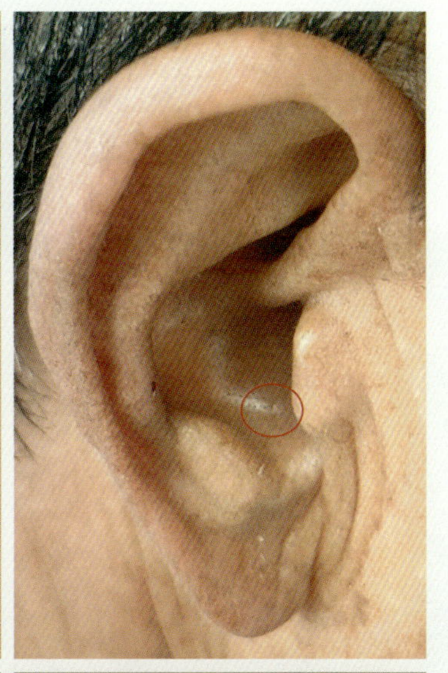

图 111 支气管炎:支气管区凹陷

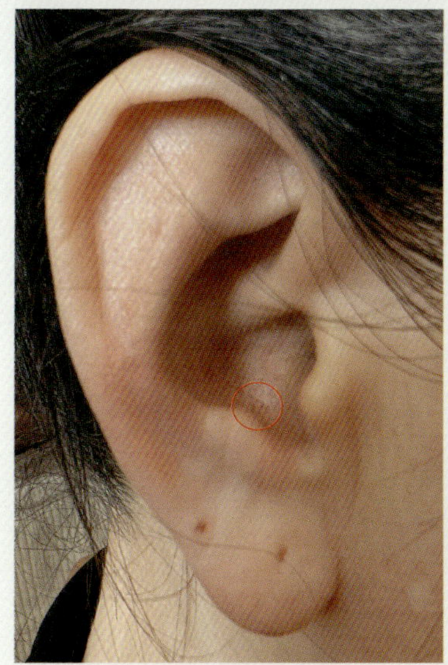

图 112 4 年前肺炎住院:肺区凹陷

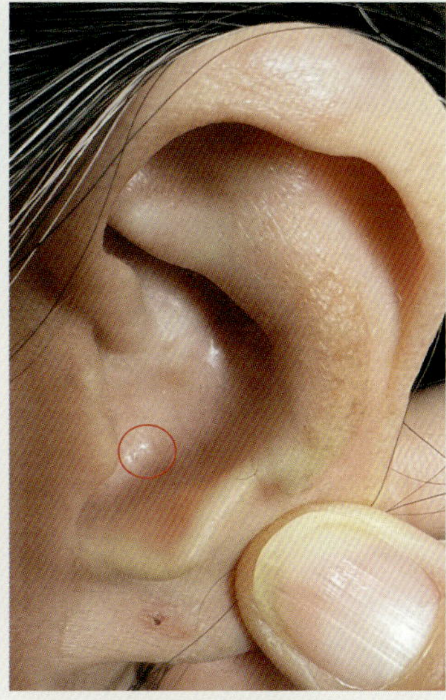

图 113 慢性支气管炎:肺区凹陷

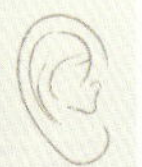

三、肺结节

【特点】 支气管、肺区见白色隆起。见图 114、图 115。

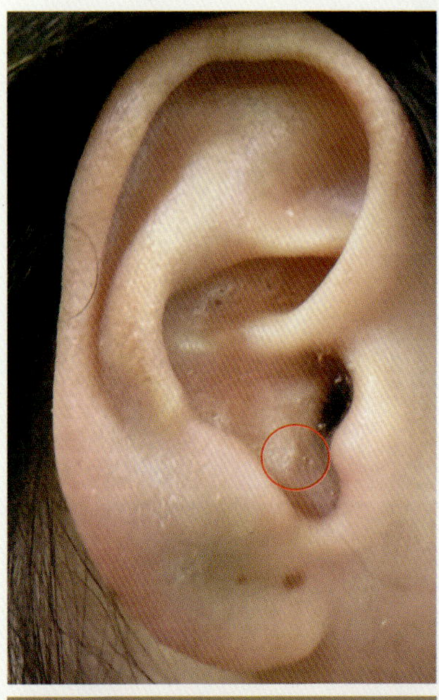

图 114 新型冠状病毒感染后肺结节：支气管区见白色隆起

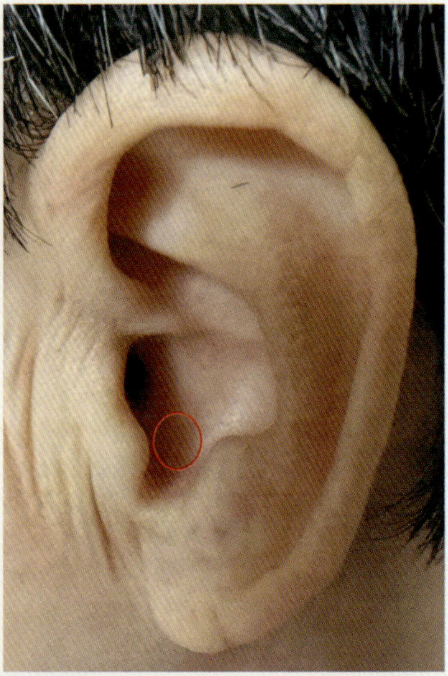

图 115 注射新型冠状病毒疫苗后患肺结节：支气管区见白色结节隆起

四、肺癌

【特点】 肺区见暗灰色结节。见图 116。

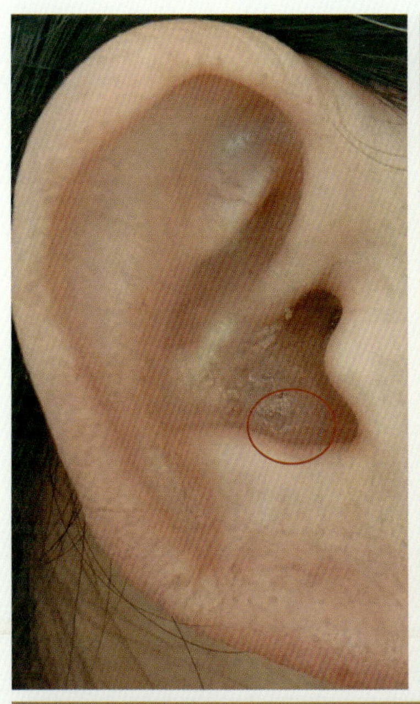
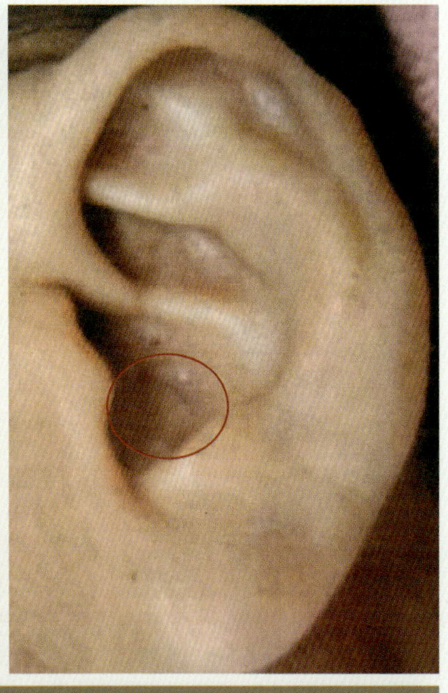

图 116 肺癌:肺区见暗灰色结节

五、正常心区

【特点】 耳甲腔正中可见直径小于 0.5 厘米的生理凹陷,多呈反光区。见图 117。

六、心律不齐

【特点】 心区内有数目不等的小丘疹或点状凹陷。见图 118(图 118-1、图 118-2)~图 121。

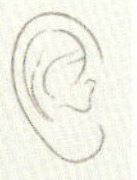

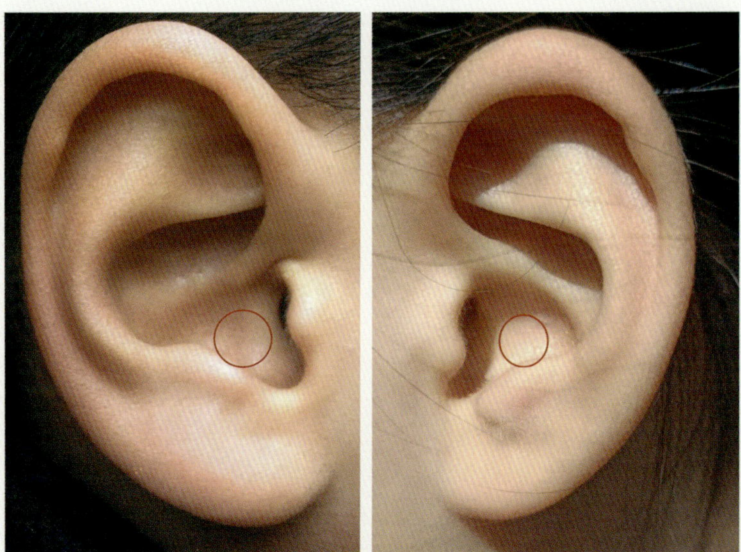

图 117　正常心区

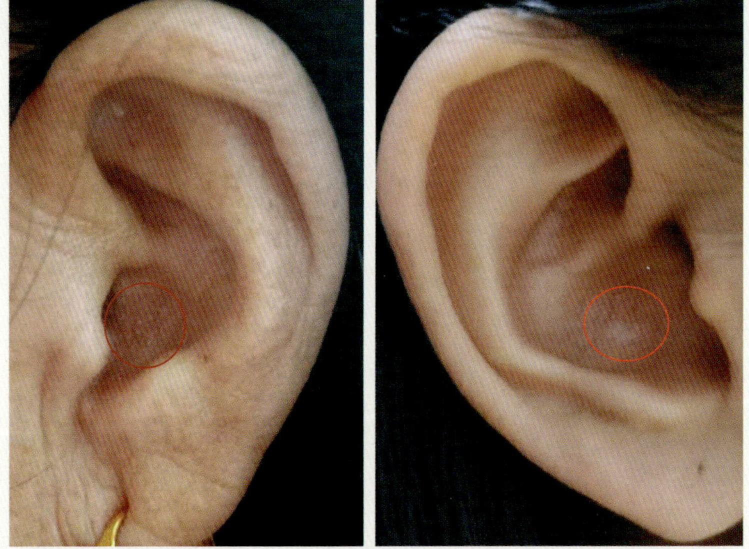

图 118-1　心律不齐:心区数目不等的小丘疹①

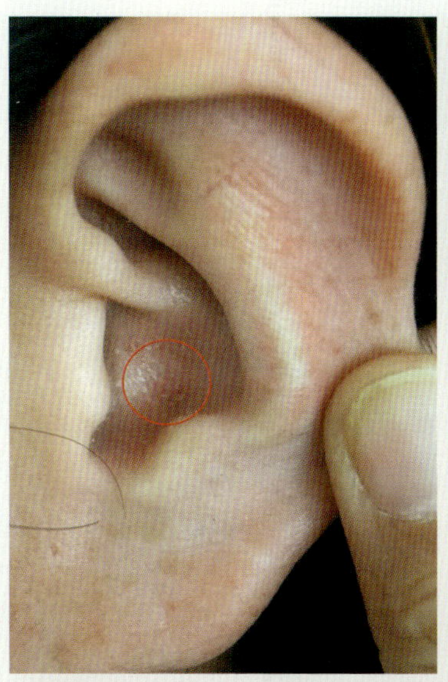

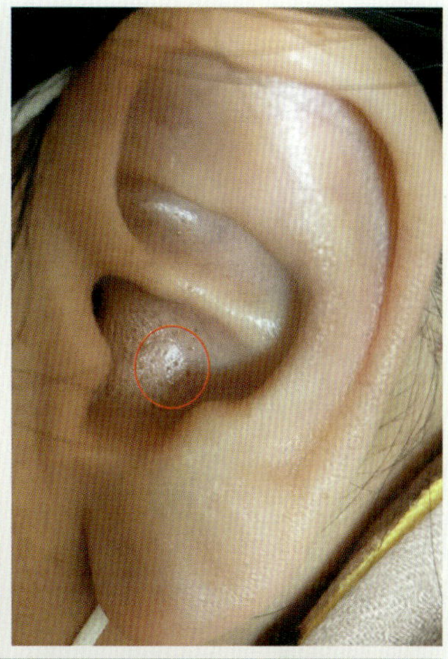

图 118-2　心律不齐:心区数目不等的小丘疹②

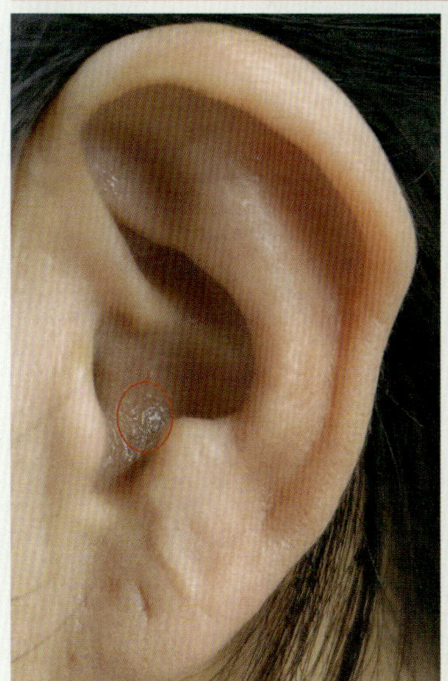

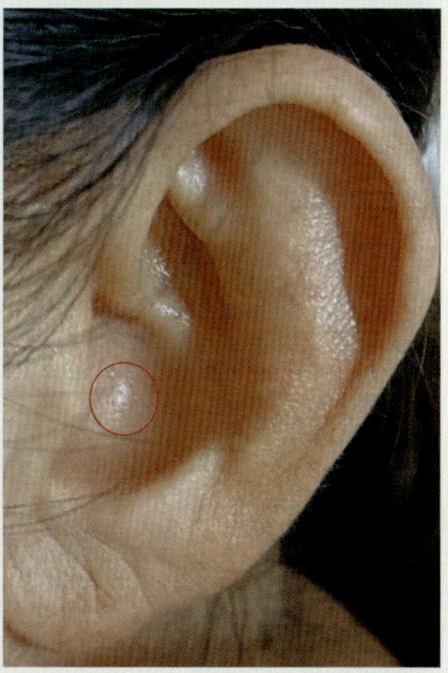

图 119　心律不齐(饥饿、劳累、吵架时心慌):心区环状凸起

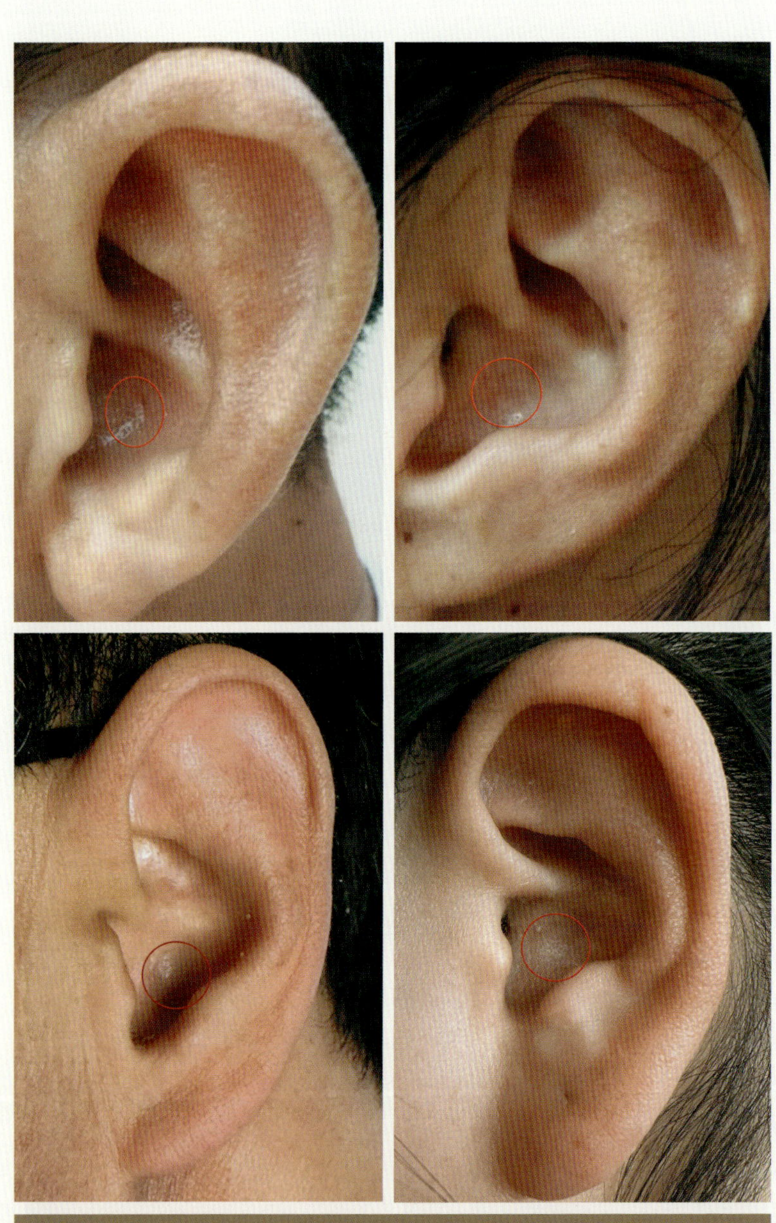

图 120　心律不齐:心区凹陷

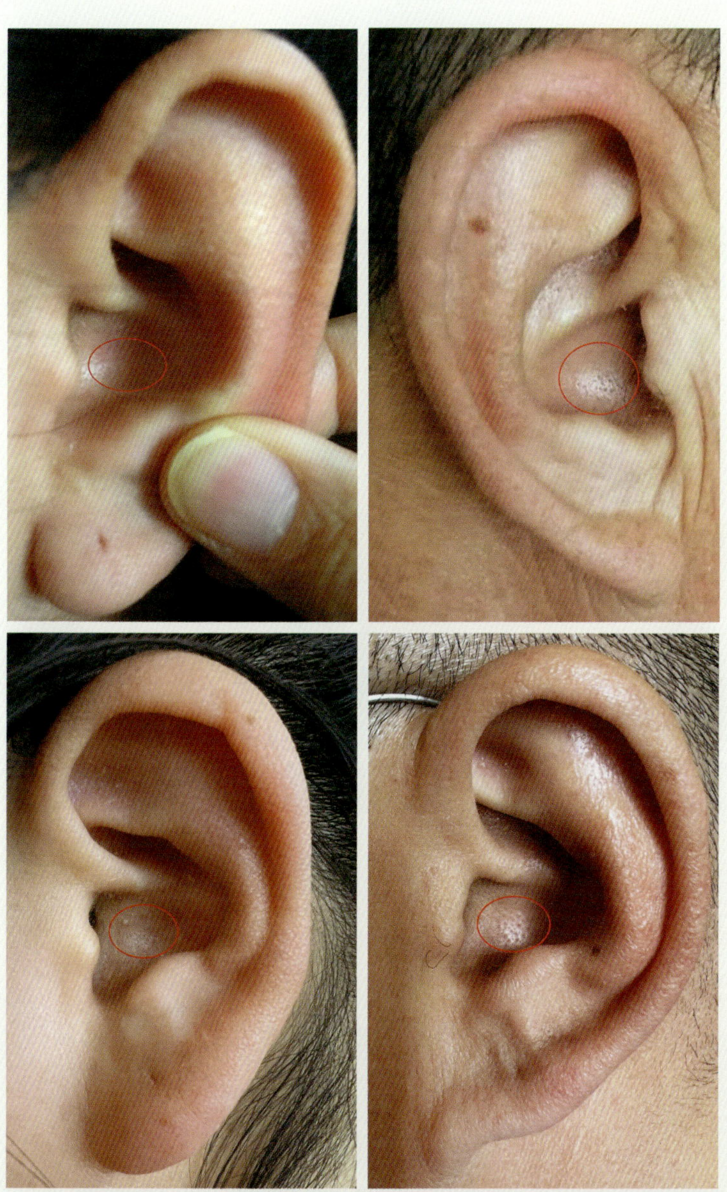

图 121 心律不齐：心区点状凹陷

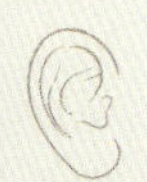

七、心脏扩大

【**特点**】 心区扩大(直径大于 0.5 厘米)。见图 122。

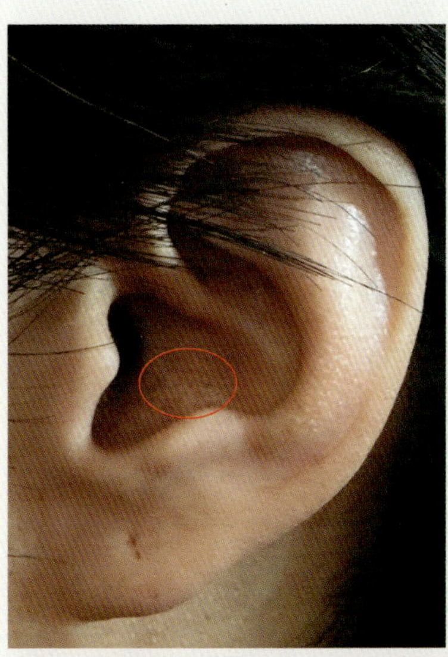

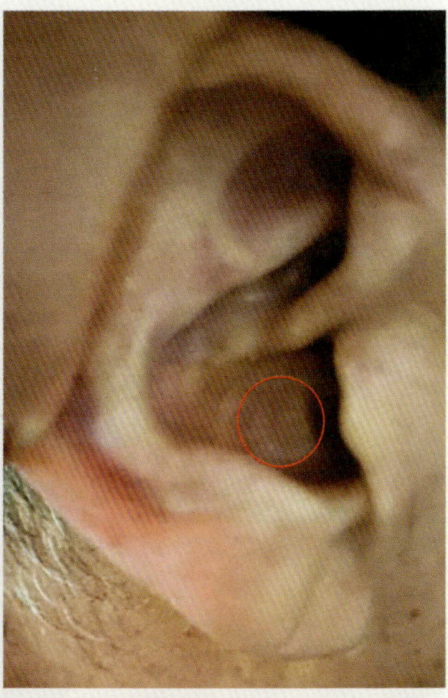

图 122　心脏扩大:心区扩大

八、心脏支架

【**特点**】 心区见火山口状隆起。见图 123、图 124。

九、心肌梗死

【**特点**】 心区 1/2 处见毛细血管扩张,走行中断。见图 125。

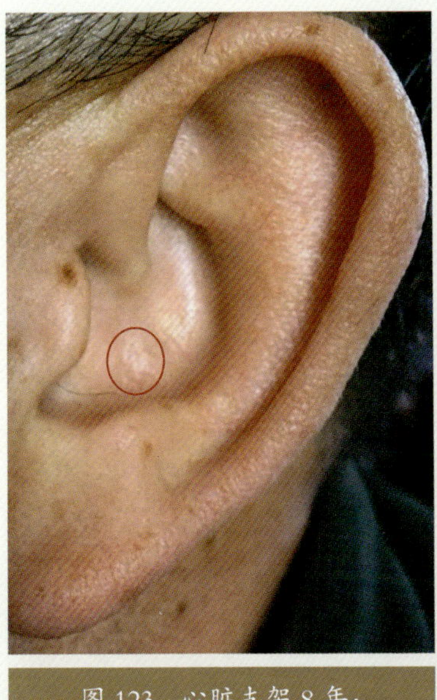

图 123　心脏支架 8 年：
心区呈火山口状隆起

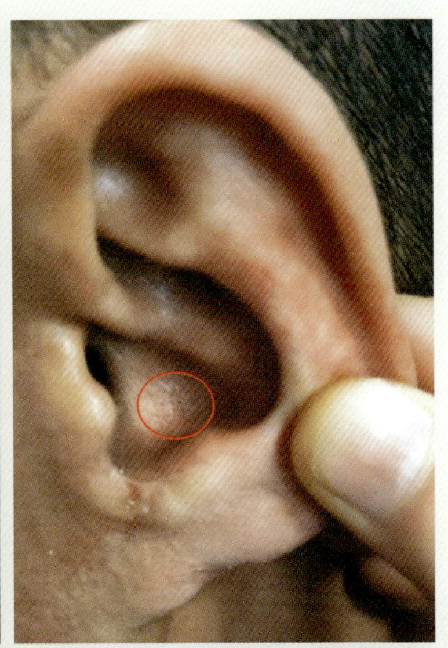

图 124　心脏支架 1 个月：
心区呈火山口状隆起

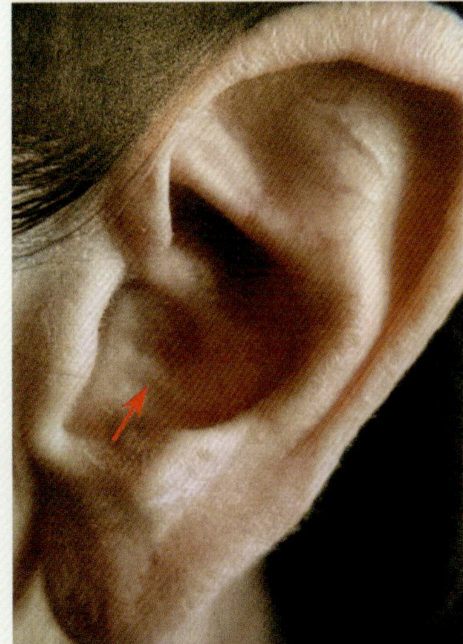

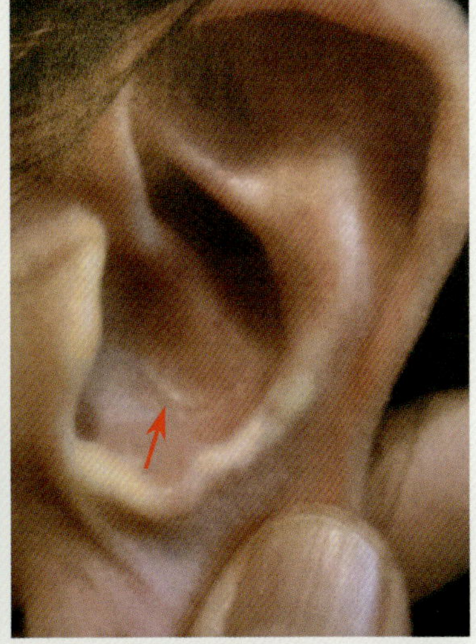

图 125　心肌梗死；心区 1/2 处见毛细血管扩张，走行中断

第七章 耳甲艇部位的病症诊断

耳甲艇位于耳轮脚上方、对耳轮下脚下方、肝脾肿大区的内侧，对应人体的腹腔。右侧肝穴与肾穴之间的中点是胆囊穴，胆囊穴与十二指肠穴之间的中点是胆道穴，左侧肝穴与肾穴之间的中点是胰腺穴，胰腺穴与十二指肠穴之间的中点是糖尿病点穴。其他穴位在左右侧都一样。耳甲艇常用于诊断肝、胆、胰腺、肾、输尿管、膀胱、前列腺的相关病症，还可以诊断腹胀以及大便的情况。定位见图 126、图 127。

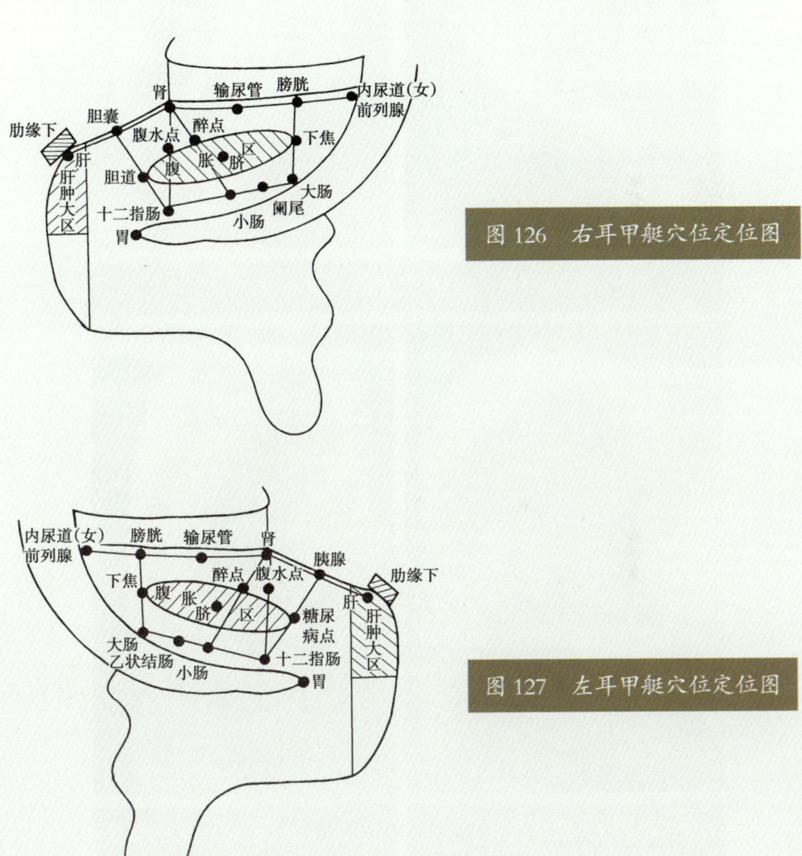

图 126　右耳甲艇穴位定位图

图 127　左耳甲艇穴位定位图

第七章　耳甲艇部位的病症诊断

一、腹胀

【特点】腹胀区片状肿胀或点状凹陷或小丘疹。见图 128~图 130。

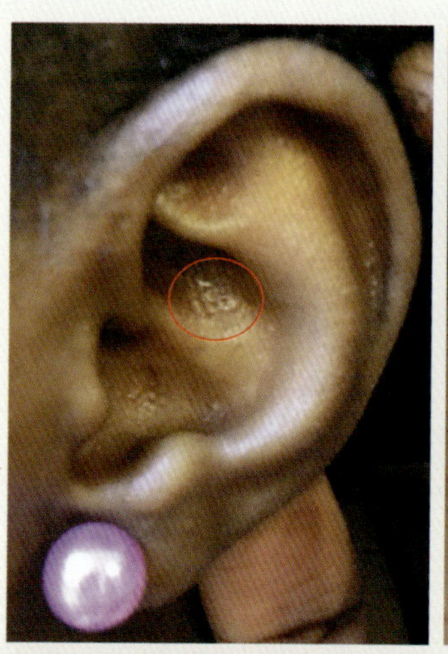

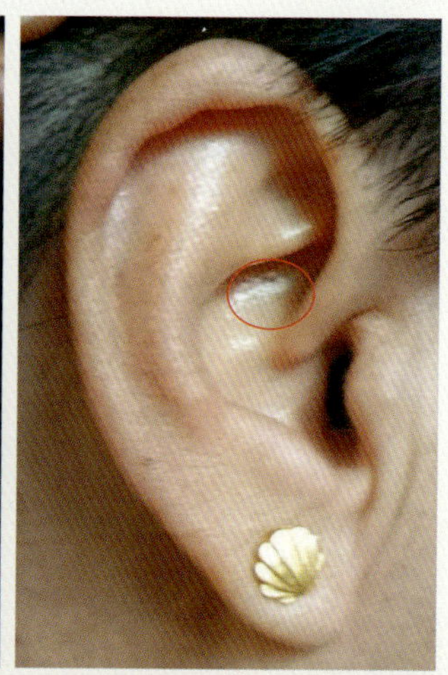

图 128　腹胀：腹胀区片状肿胀

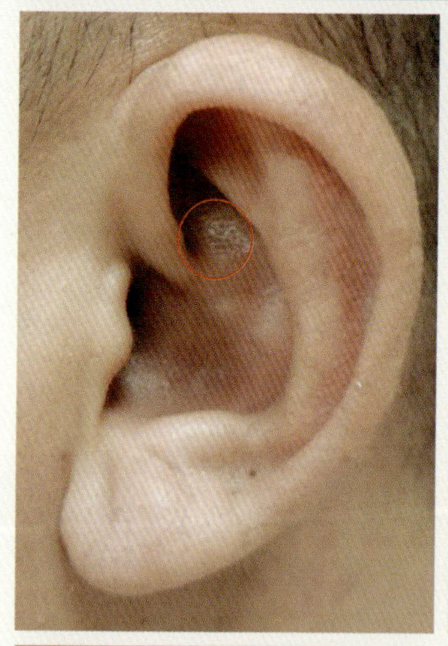

图 129　饭后腹胀：腹胀区点状凹陷

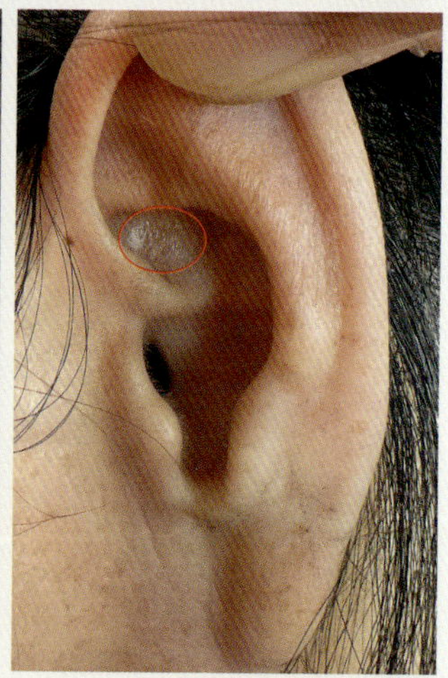

图 130　腹胀：腹胀区小丘疹

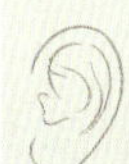

二、肝硬化

【特点】 肝区片状隆起，触之较硬，可伴脱屑。见图131。

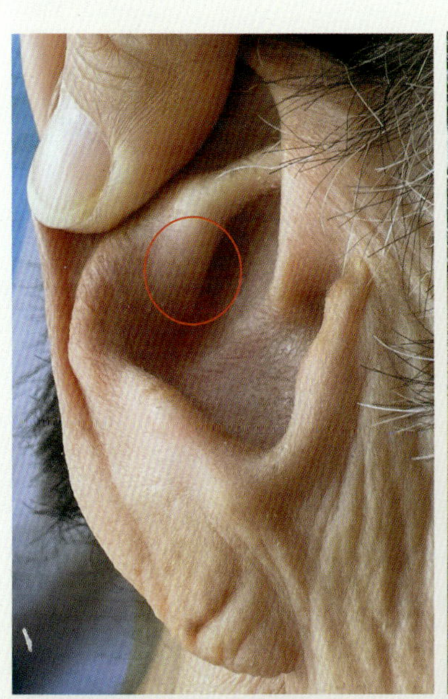

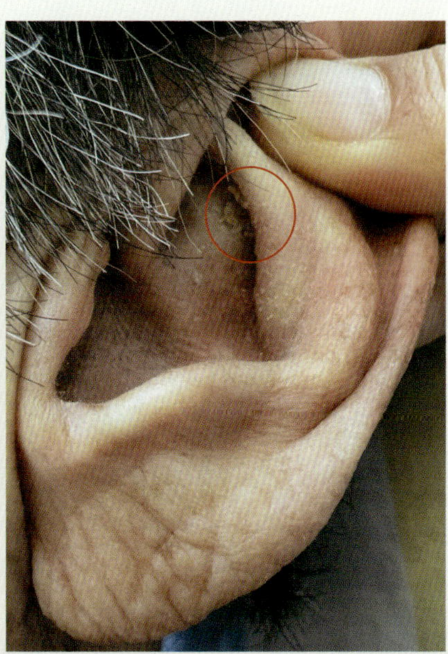

图131 肝硬化：肝区隆起，触之较硬

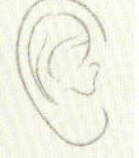

三、胆囊炎

【特点】 胆囊区片状红色隆起。见图 132。

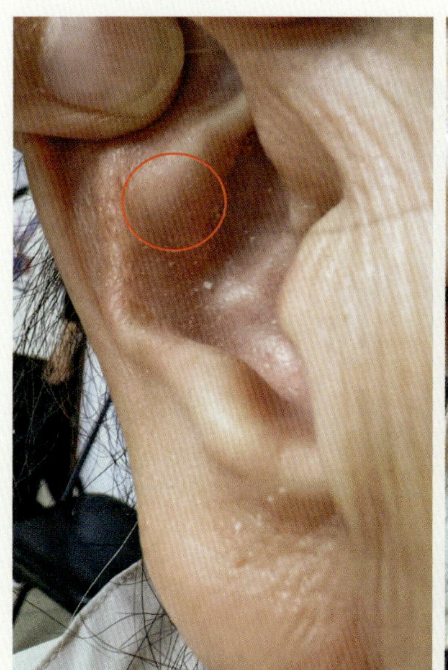

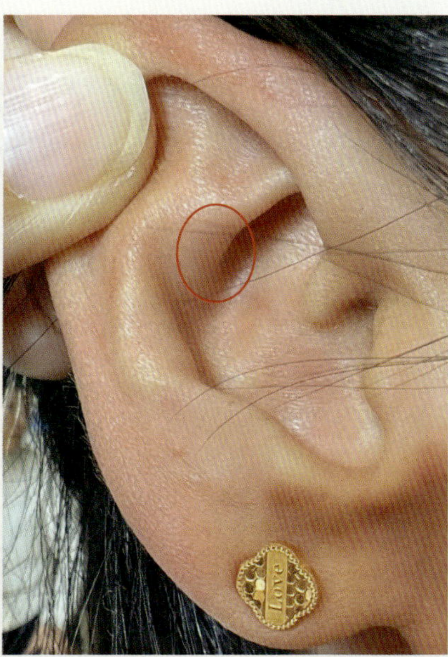

图 132　胆囊炎：胆囊区片状红色隆起

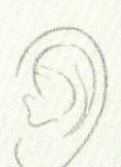

四、胆囊壁增厚

【特点】 胆囊穴隆起，触之质软。见图 133。

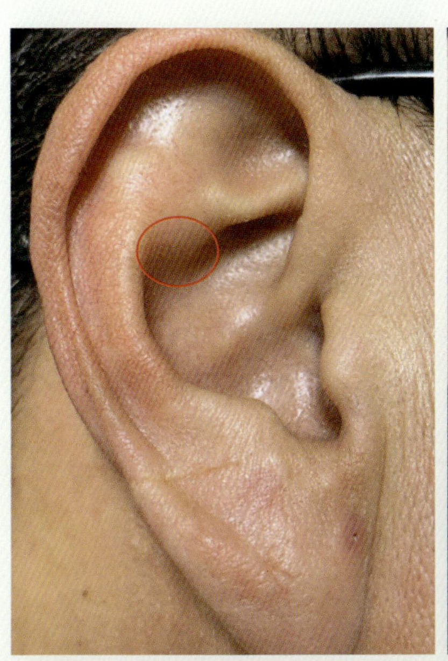
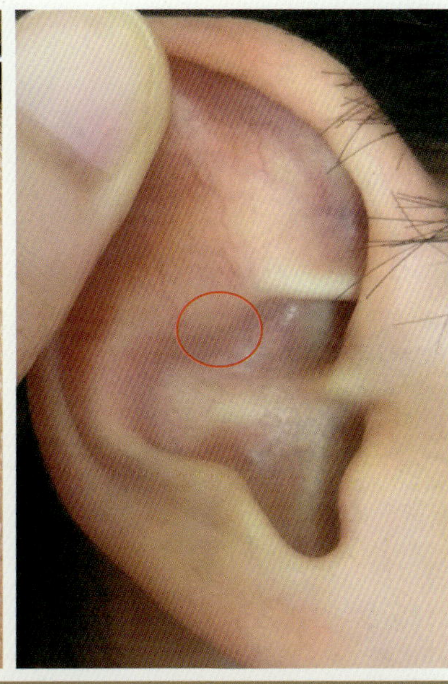

图 133　胆壁增厚：胆囊穴隆起，触之质软

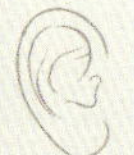

五、胆道感染

【特点】 胆囊与十二指肠之间胆道区色红或色暗。见图 134。

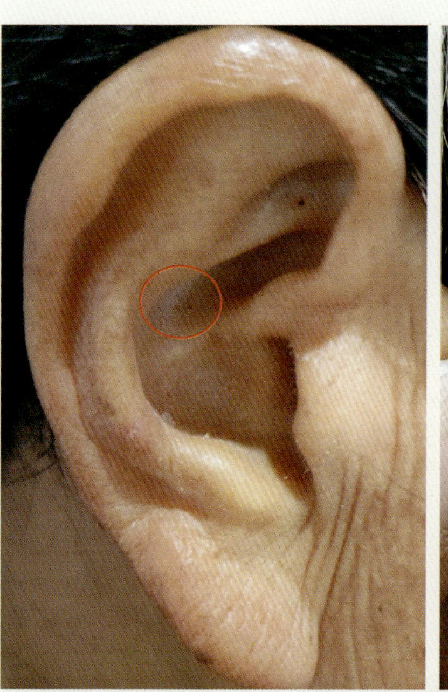
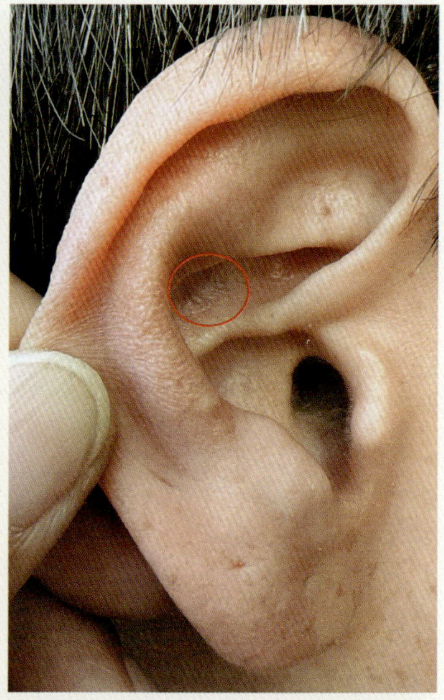

图 134　胆道感染:胆道区色暗

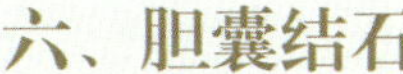

六、胆囊结石

【特点】 胆囊区隆起，触之较硬。见图 135。

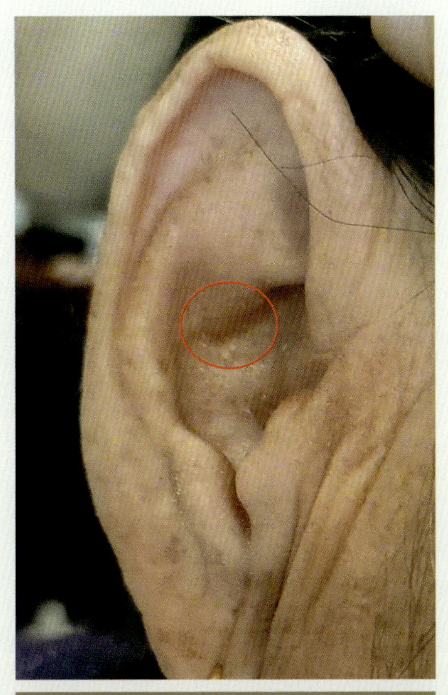

图 135　胆囊结石：胆囊区隆起，触之较硬

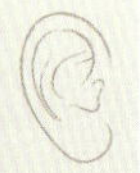

七、胆囊结节

【特点】 耳背胆囊穴对应区隆起,多见于遗传病。见图 136。

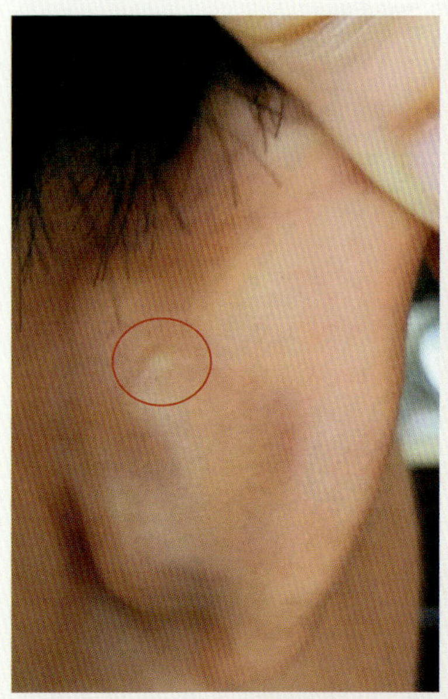

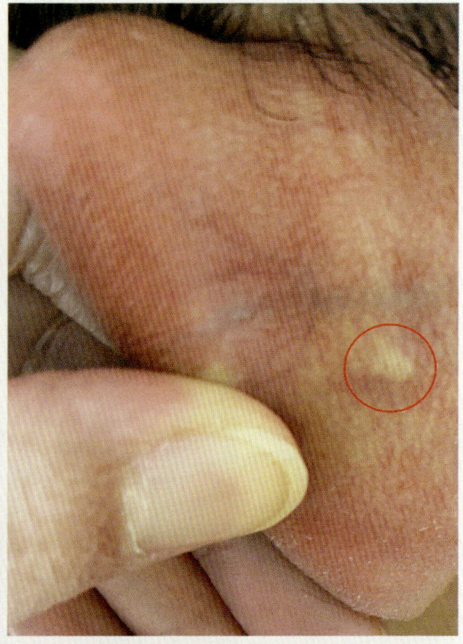

图 136　胆囊结节:耳背胆囊穴对应区隆起

八、糖尿病

【特点】糖尿病点呈灰褐色或点状凹陷。见图 137~图 139。

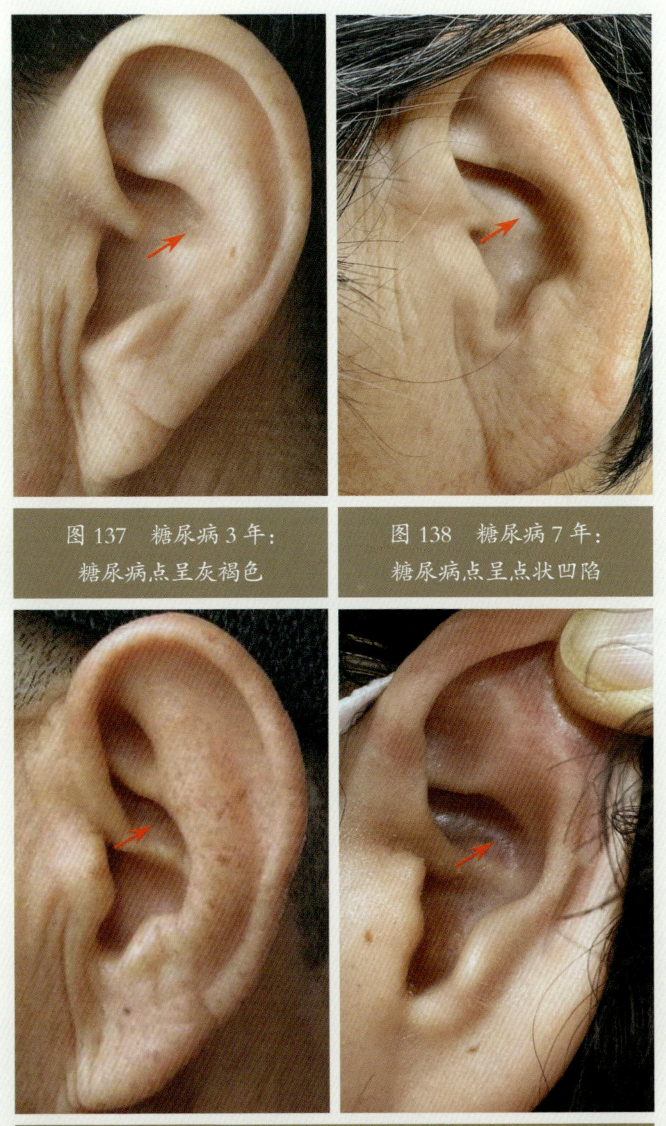

图 137　糖尿病 3 年：糖尿病点呈灰褐色

图 138　糖尿病 7 年：糖尿病点呈点状凹陷

图 139　糖尿病：糖尿病点呈点状凹陷

九、前列腺肥大

【特点】 对耳轮下脚与耳轮夹角增宽为钝角。见图 140。

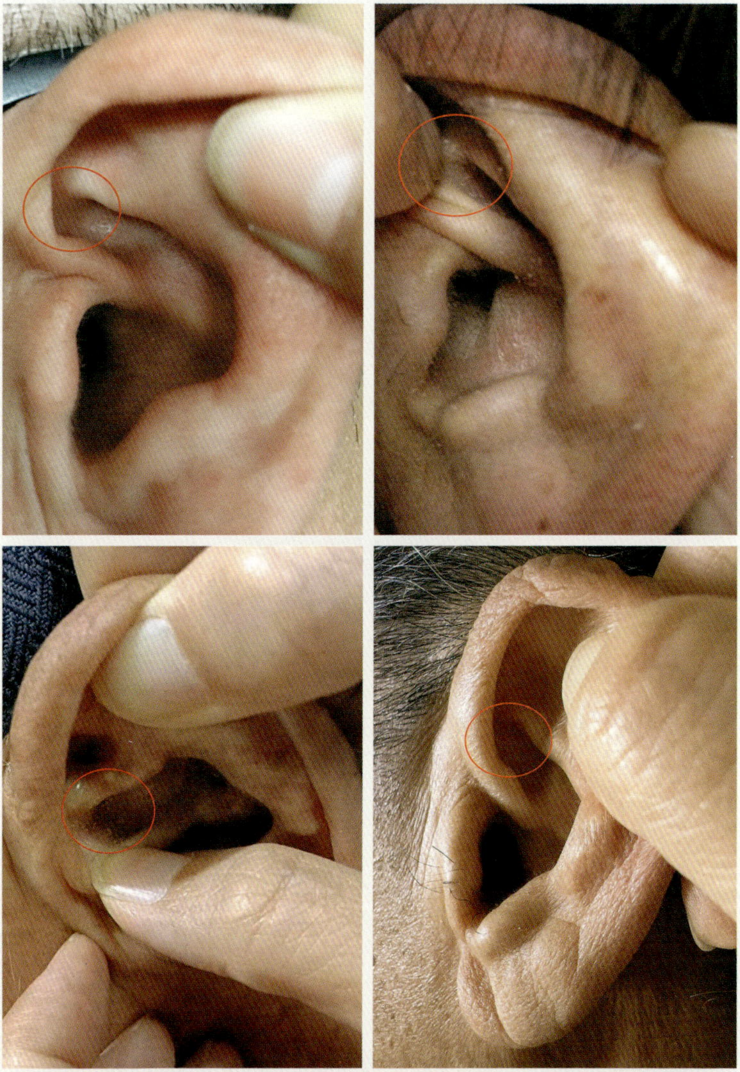

图 140　前列腺肥大：对耳轮下脚与耳轮夹角增宽为钝角

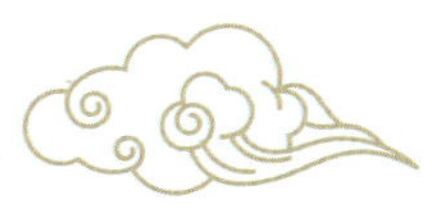

第八章
三角窝部位的病症诊断

——“妇科一条线”

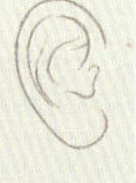

三角窝位于对耳轮上脚、对耳轮下脚和耳轮之间的三角形窝，对应人体的盆腔。其中盆腔–附件–宫颈–子宫称为“妇科一条线”，对于诊断妇科疾病有重要意义。通过观察三角窝的颜色可以判断是否处于月经期，通过观察“妇科一条线”相应部位的颜色、形态等，可以诊断盆腔炎、盆腔肿瘤、附件炎、附件结节、宫颈炎、宫颈糜烂、子宫肌瘤等病症。定位见图 141。

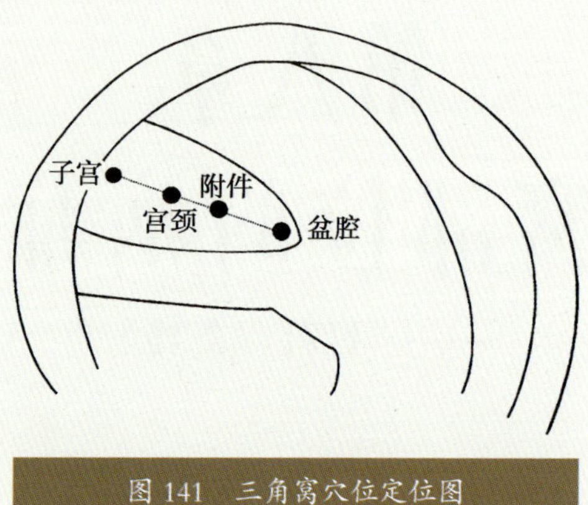

图 141　三角窝穴位定位图

一、月经期

【特点】 三角窝充血红润。见图 142。

二、附件结节

【特点】 三角窝“妇科一条线”的外侧 1/3 附件穴呈隆起。见图 143。

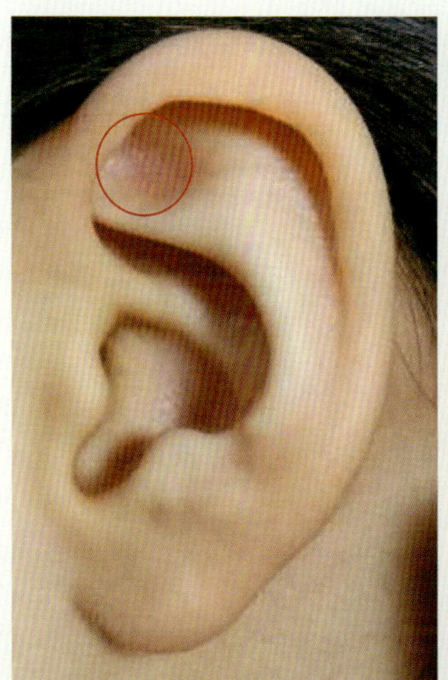
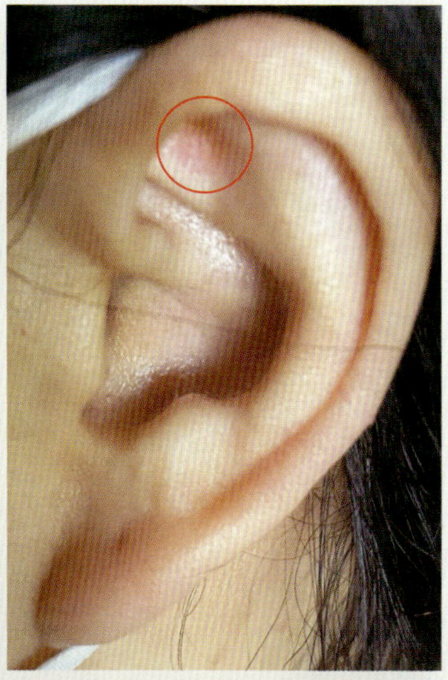

图 142　月经期：三角窝充血红润

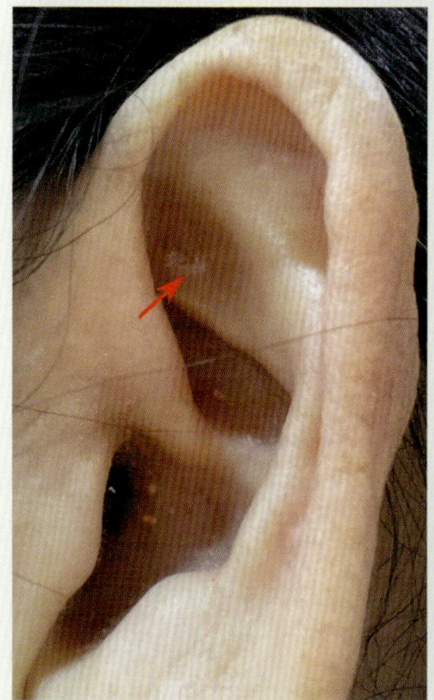
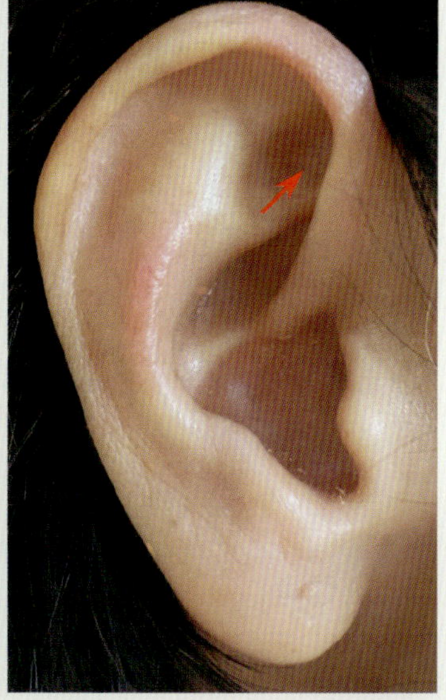

图 143　附件结节：附件穴隆起

三、宫颈炎

【特点】 宫颈区有色红、数目不等的丘疹,或点状凹陷或色红脱屑。见图 144。

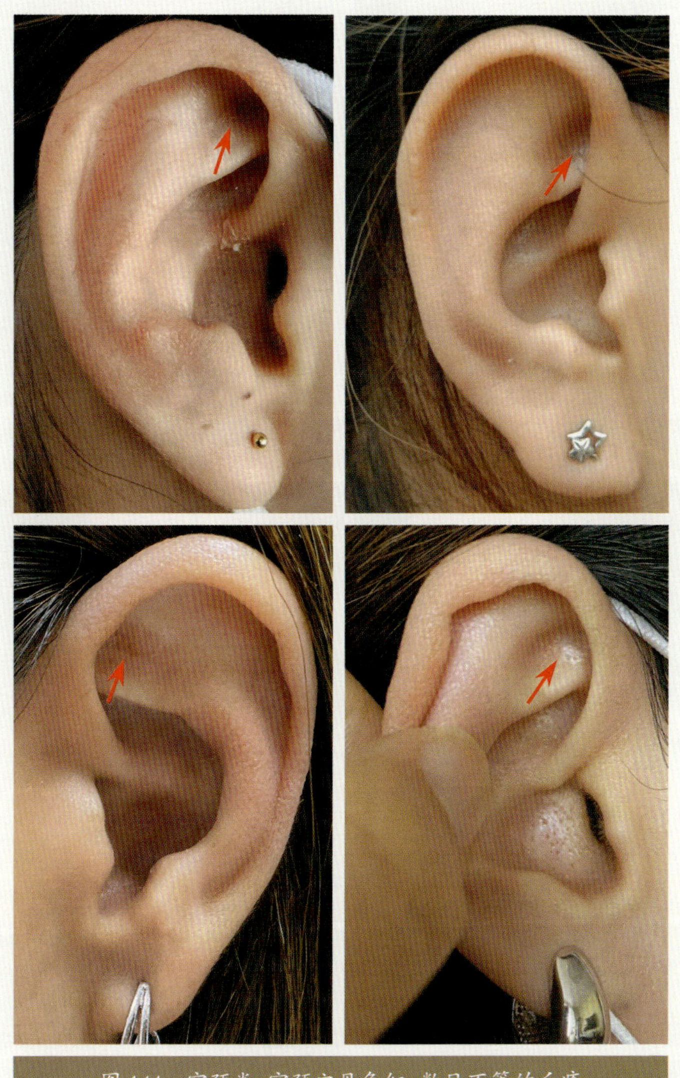

图 144　宫颈炎:宫颈穴见色红、数目不等的丘疹

四、宫颈息肉

【特点】 宫颈区见白色小结节。见图 145。

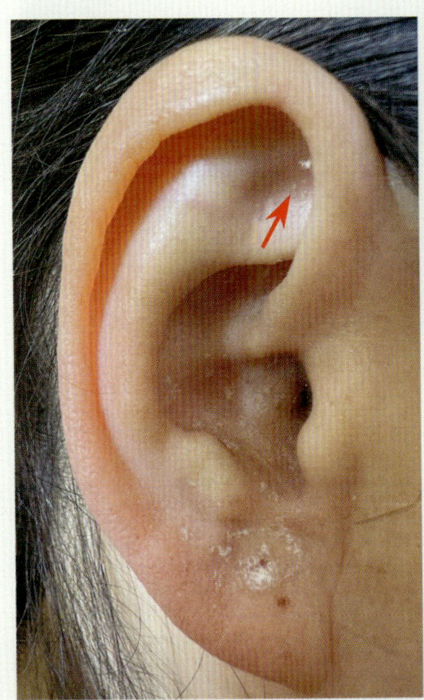
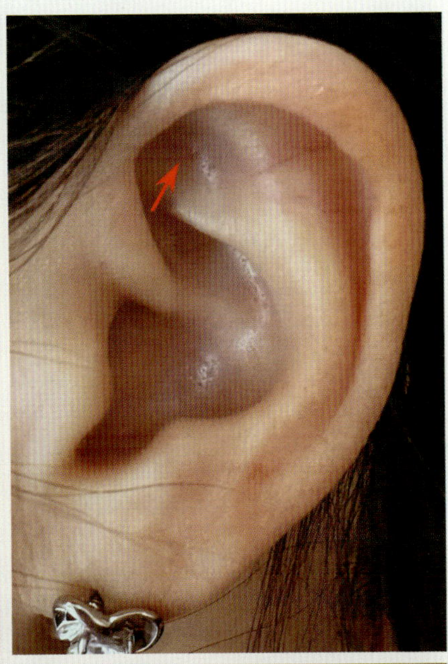

图 145　宫颈息肉:宫颈区见白色小结节

五、子宫肌瘤

【特点】 子宫区见白色小结节,1 个为单发,多个为多发。见图 146。

六、子宫切除

【特点】 子宫区见瘢痕样凹陷或红色凹陷。见图 147。

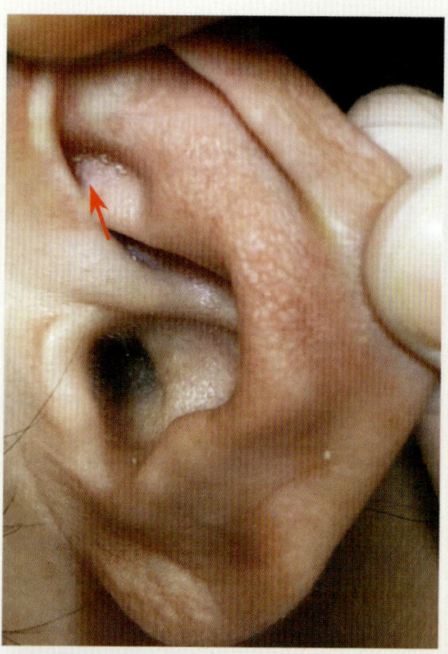

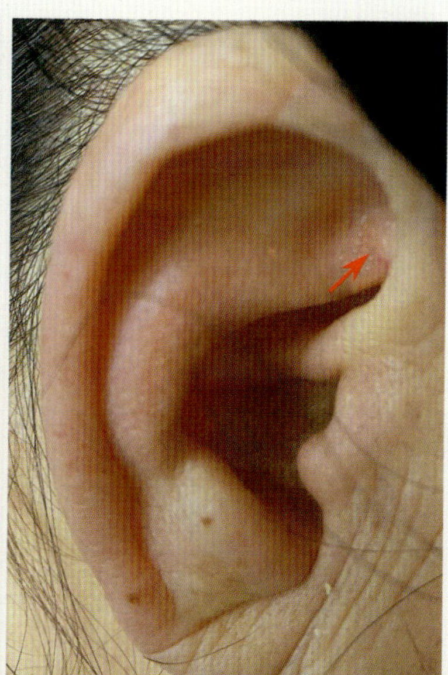

图 146　多发性子宫肌瘤：子宫区见多个白色小结节

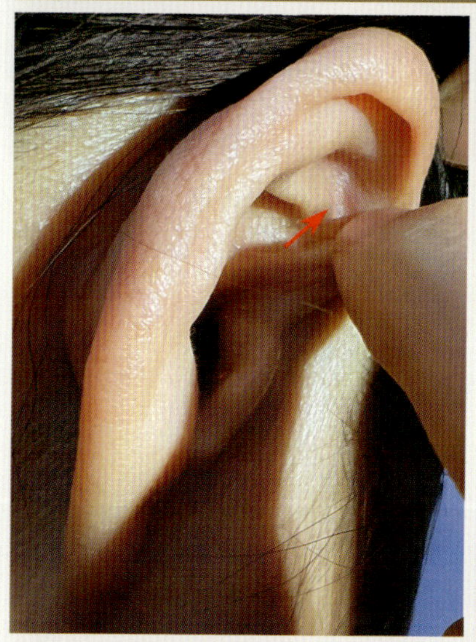

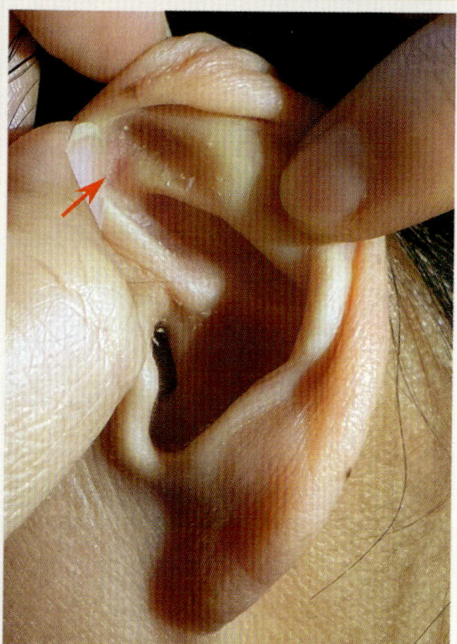

图 147　子宫切除：子宫区见瘢痕样红色凹陷

第九章
耳舟部位的病症诊断

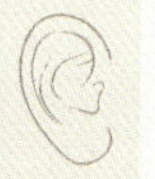

耳舟位于耳轮与对耳轮、对耳轮上脚之间，呈窄长的小舟状，称之为耳舟，对应人体的上肢。除了诊断上肢相应的病症外，一个重要的区域就是过敏区，对于诊断过敏体质或过敏症状有重要意义。定位见图 148。

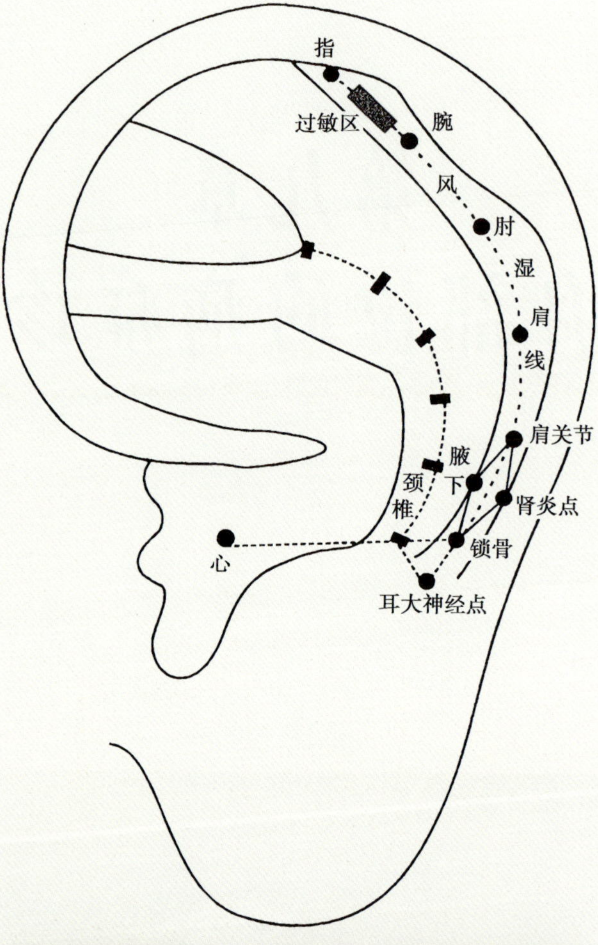

图 148　耳舟穴位定位图

一、过敏

【特点】 耳舟过敏区颜色发红或见毛细血管。见图 149、图 150。

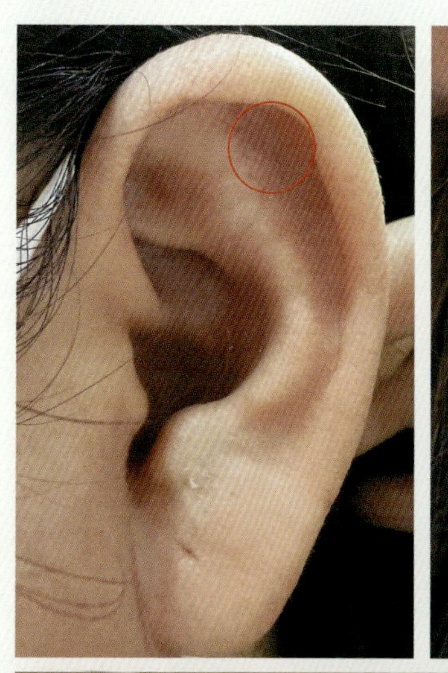
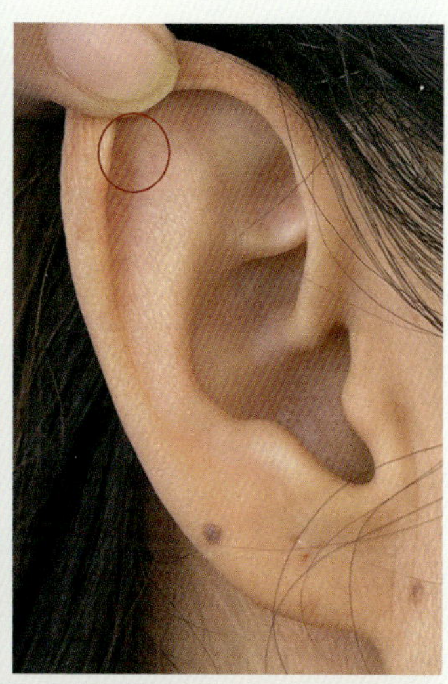

图 149　过敏：过敏区颜色发红

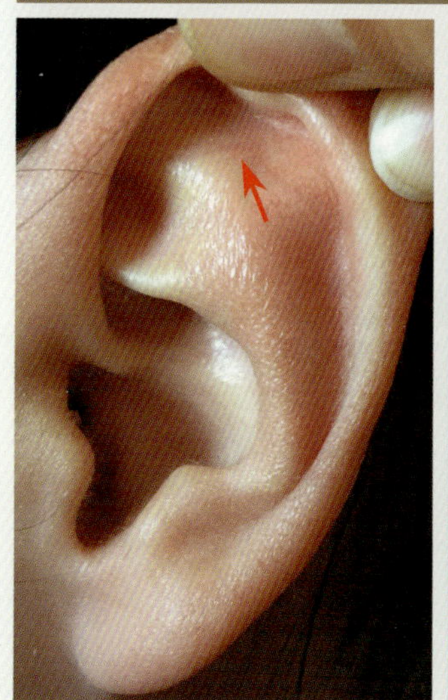
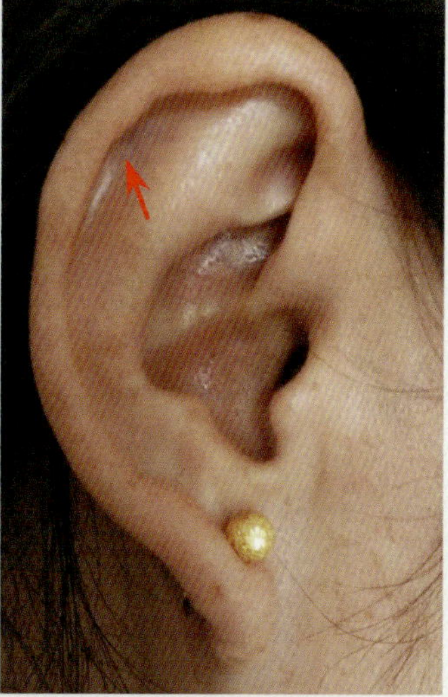

图 150　过敏：过敏区见毛细血管

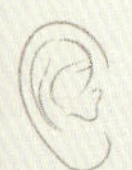

二、手指无力

【特点】 耳舟指区见毛细血管。见图 151。

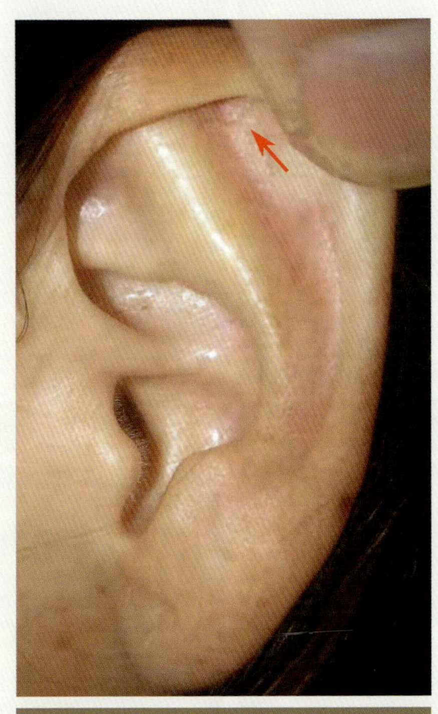

图 151　手指无力：指区见毛细血管

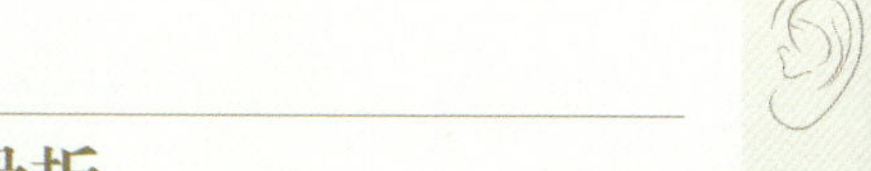

三、手腕骨折

【特点】 耳舟腕区呈月牙状增生隆起。见图 152。

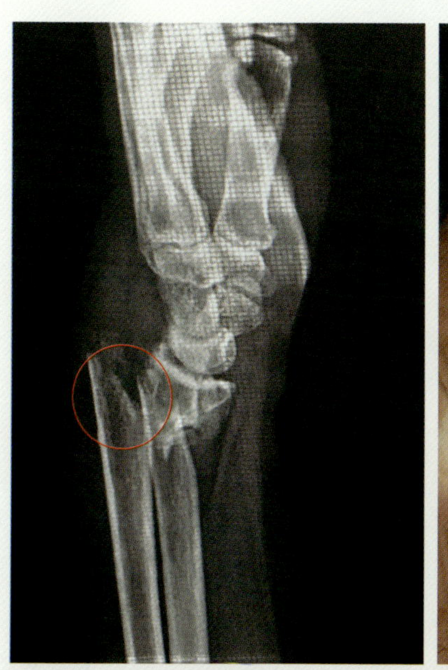

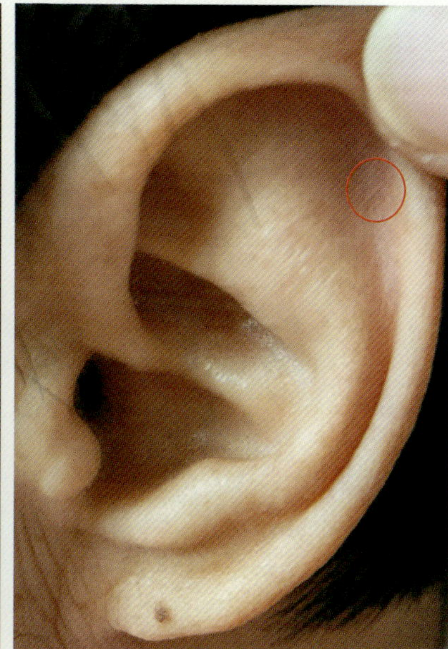

图 152 手腕骨折:腕区呈月牙状增生隆起

第十章 耳轮部位的病症诊断

耳轮位于耳郭的最外侧，除了耳尖穴、肛门穴、尿道穴等几个穴位外，穴位分布比较少，临床常用耳轮放血治疗相应部位，如颈肩腰腿等的痛症。耳轮上有一个重要区域是肿瘤特异区 1，是诊断肿瘤的重要部位，需要使用耳穴电测仪在肿瘤特异区 1 的耳前和耳后进行探测，根据阳性反应进行判断，具体是哪个部位的肿瘤，是良性还是恶性，还要结合耳郭相应部位的颜色、形态的变化进行诊断。见图 153。

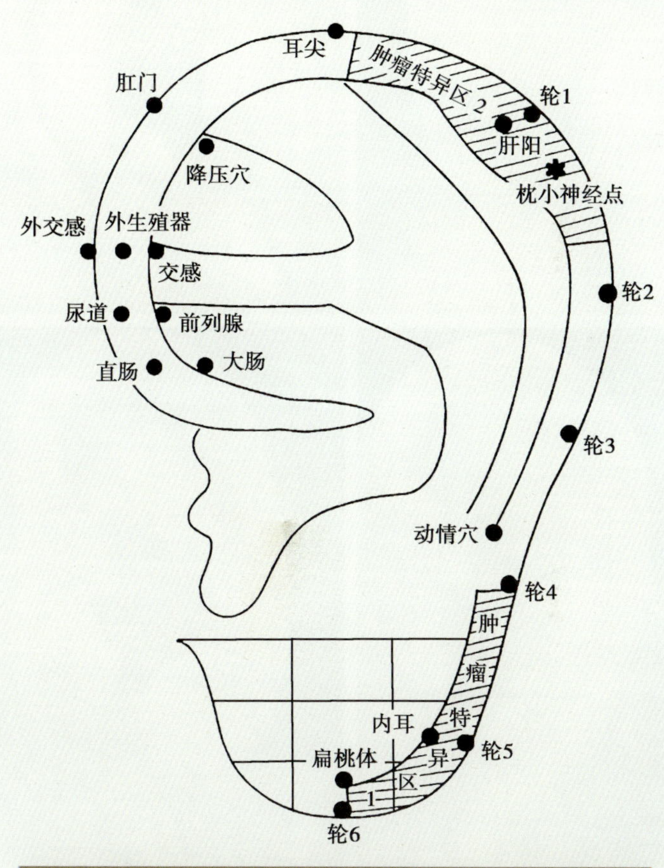

图 153 耳轮穴位定位图

一、微循环障碍

扫一扫 看视频

【特点】 耳轮部有皱褶或单薄。见图 154。

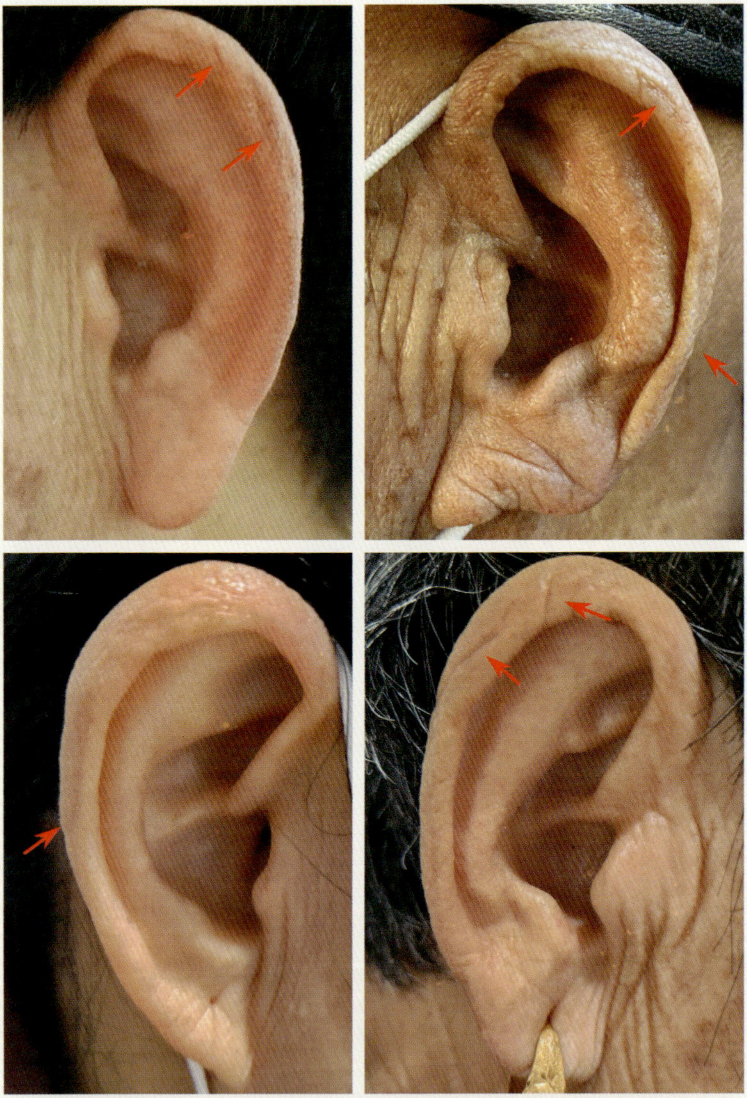

图 154 微循环障碍：耳轮部有皱褶或单薄

二、痔疮

【特点】 肛门穴见凹凸不平，点状色白隆起或片状红润或毛细血管充血。见图 155。

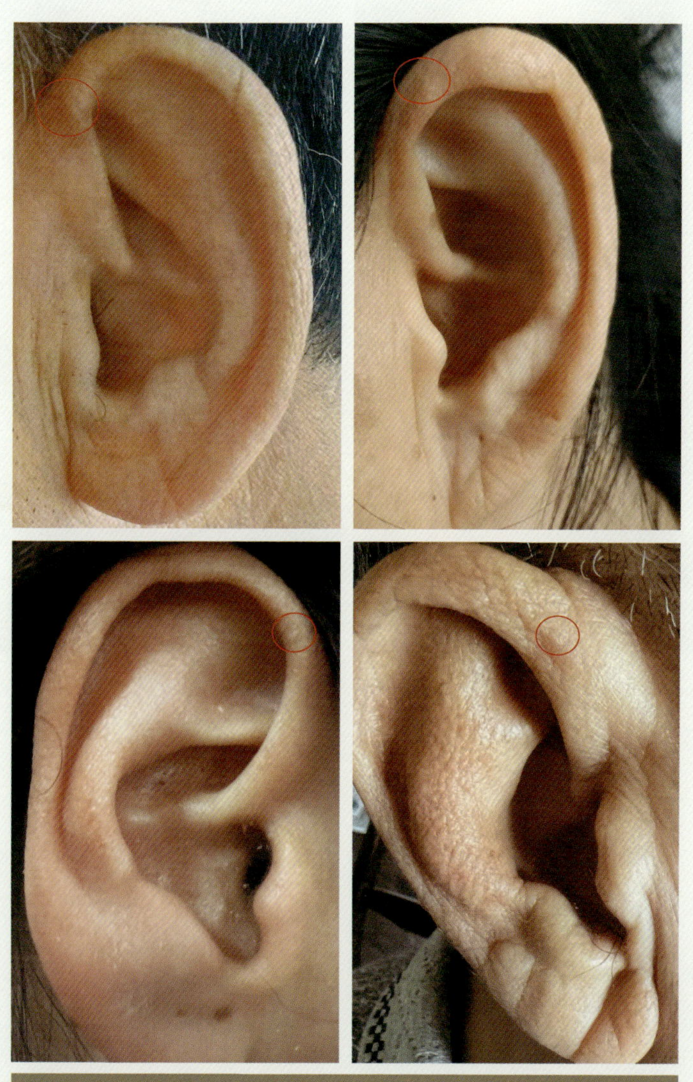

图 155　痔疮：肛门穴色白隆起

三、尿频

【特点】 尿道穴隆起或水肿。见图 156、图 157。

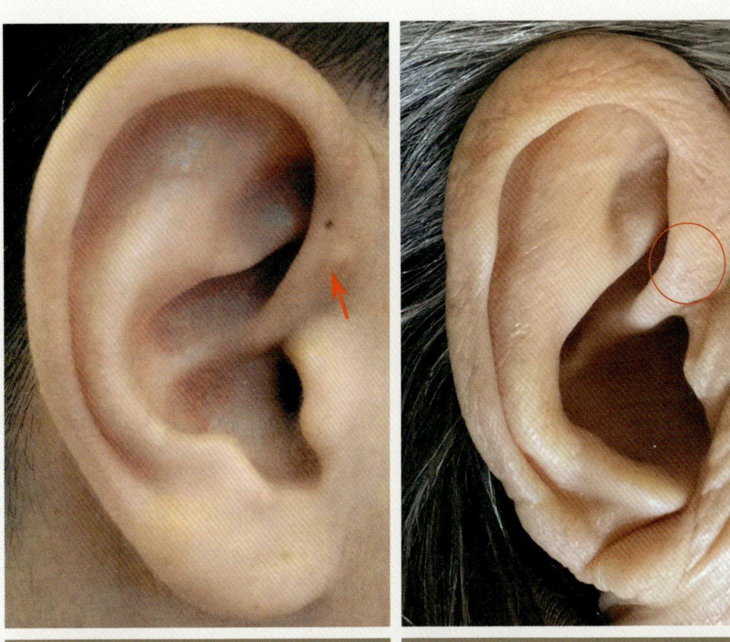

图 156 尿频：尿道穴隆起

图 157 夜间尿：尿道穴水肿

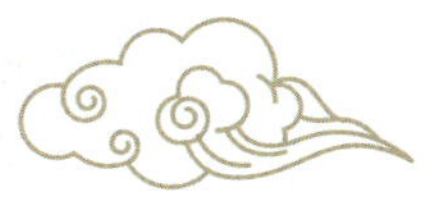

第十一章
耳轮脚部位的病症诊断

——“一个U形”

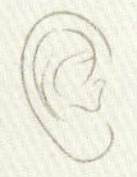

耳轮脚是耳轮内侧伸进耳郭腔隙里的部分，围绕耳轮脚一周对应人体的消化系统。从口-食管-贲门-胃-十二指肠-小肠-大肠，形成"一个U形"。右侧小肠穴与大肠穴之间的中点是阑尾穴，左侧小肠穴与大肠穴之间的中点是乙状结肠。耳轮脚一周常用于诊断消化系统疾病，包括消化不良、反流性食管炎、胃炎、胃溃疡、十二指肠炎、十二指肠溃疡、便溏、便秘等。定位见图158。

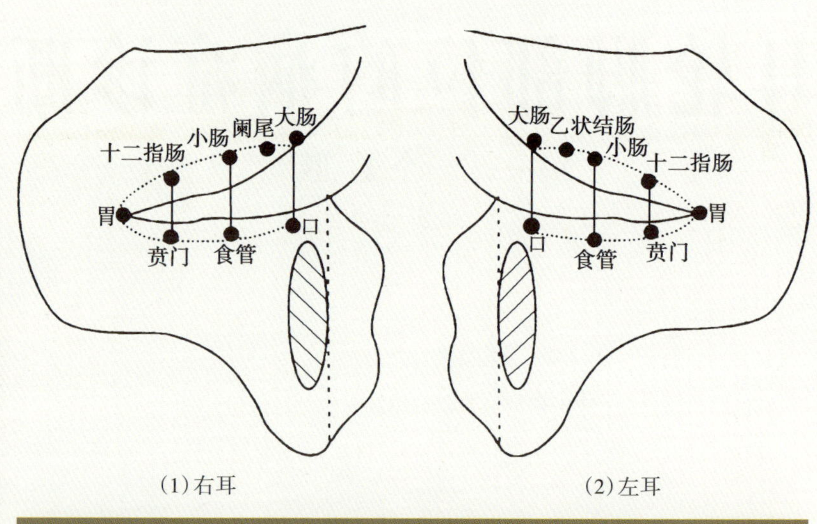

图158　耳轮脚穴位定位图

一、消化不良

【特点】 口区皮肤不光泽，有数目不等的丘疹。见图 159。

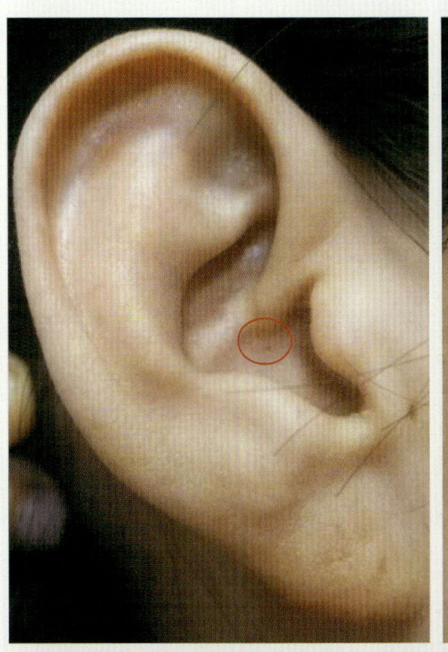

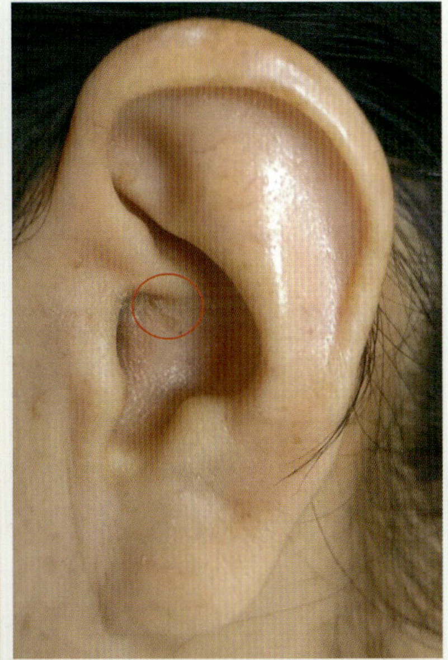

图 159　消化不良：口区皮肤不光泽

二、食管炎

【特点】 食管区充血红润，可见凹陷。见图 160、图 161。

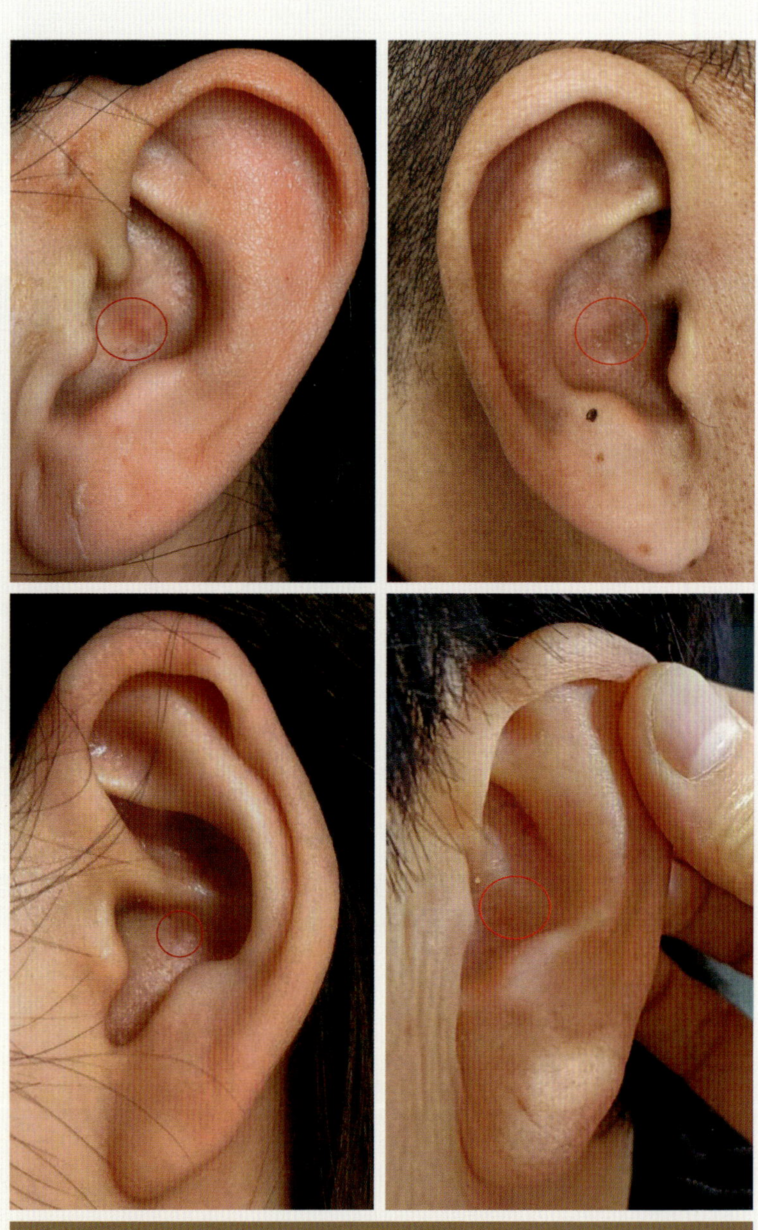

图 160　反流性食管炎：食管区充血红润、凹陷

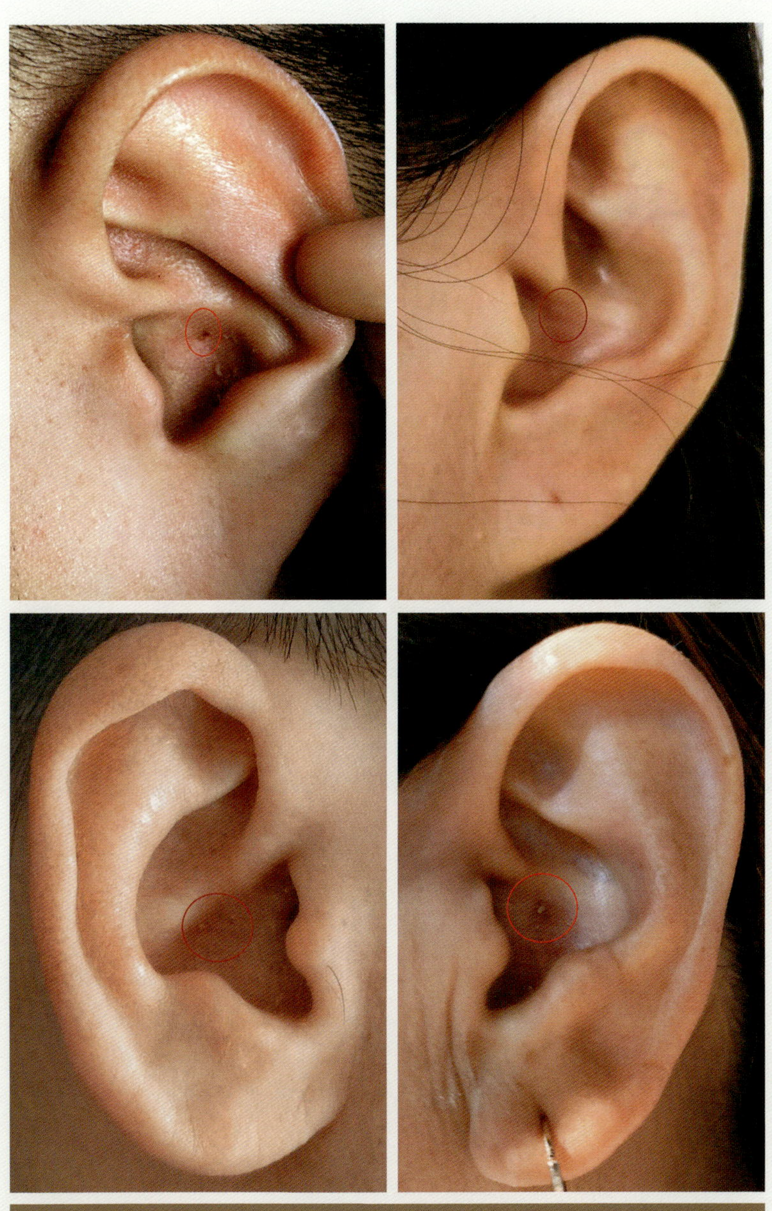

图 161 爱吃辣：食管区充血、脱屑

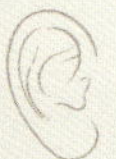

三、食管癌

【特点】 食管区见褐色结节。见图 162。

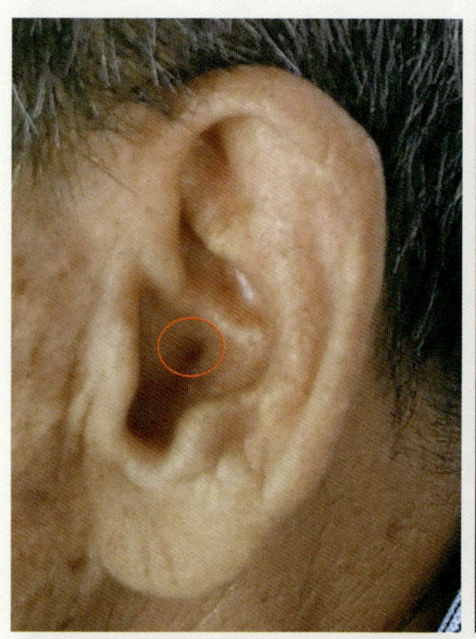
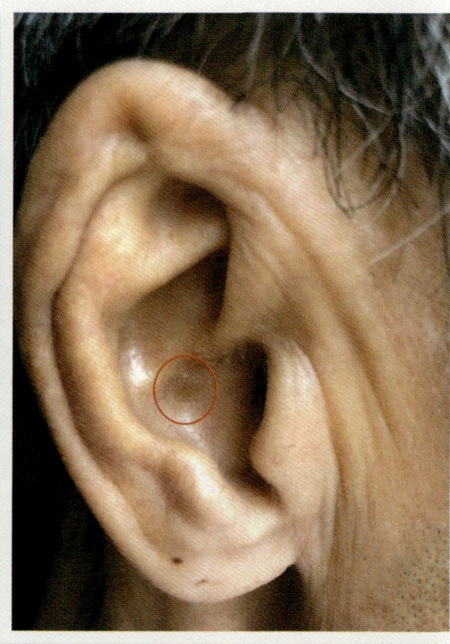

图 162　食管癌:食管区褐色结节

四、贲门炎

【特点】 贲门区充血红润,可见凹陷。见图 163、图 164。

五、浅表性胃炎

【特点】 耳轮脚末端呈片状白色隆起。见图 165(图 165-1、图 165-2)~图 167。

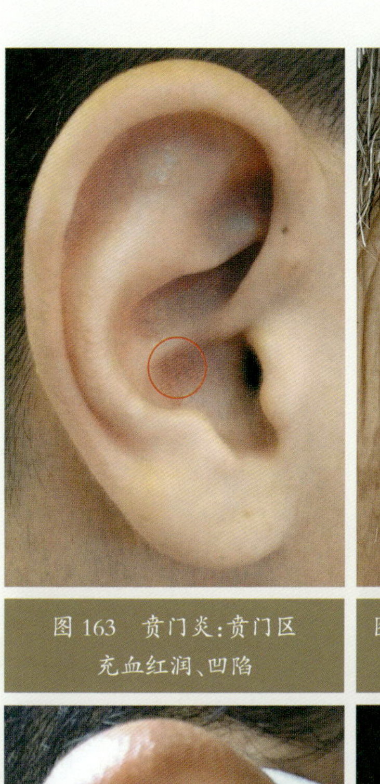

图 163　贲门炎：贲门区充血红润、凹陷

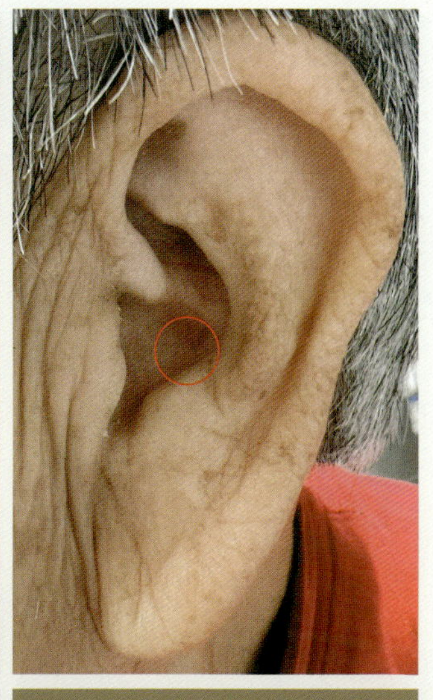

图 164　贲门炎：贲门区凹陷

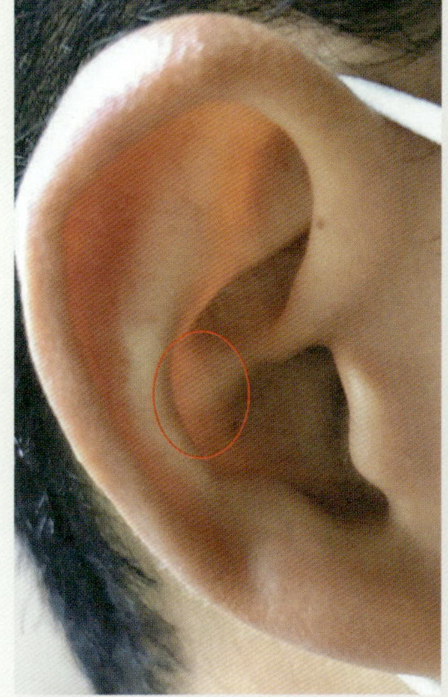

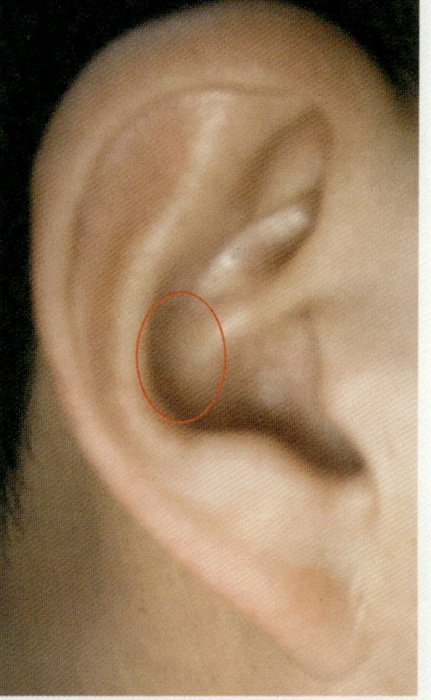

图 165-1　浅表性胃炎：耳轮脚末端呈片状白色隆起①

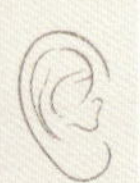

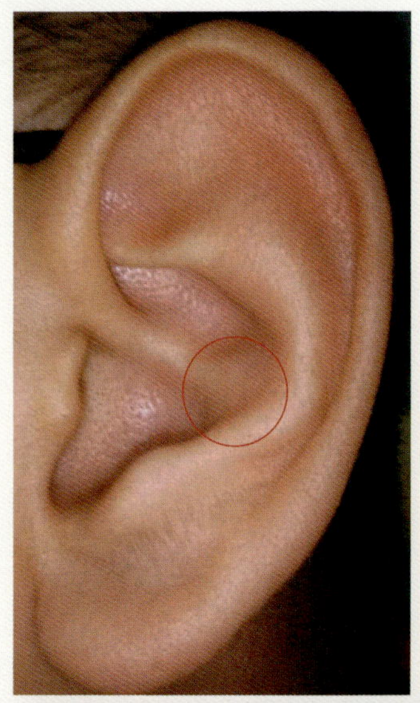

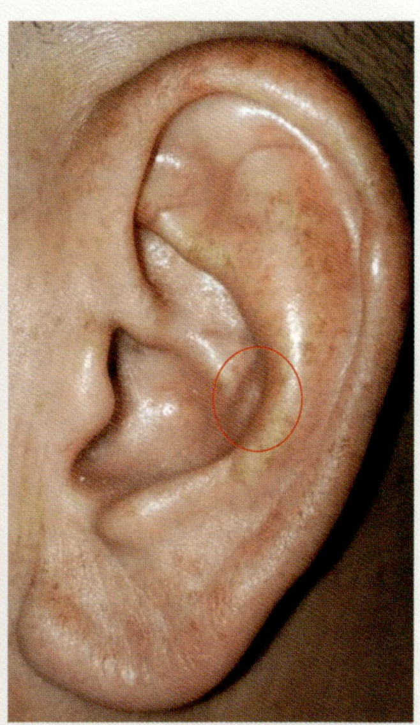

图 165-2　浅表性胃炎：耳轮脚末端呈片状白色隆起②

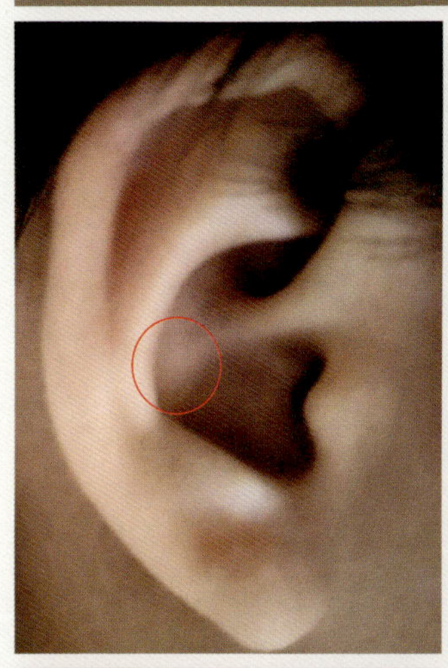

图 166　浅表性胃炎（不爱吃饭、晚上磨牙）：耳轮脚末端呈片状白色隆起

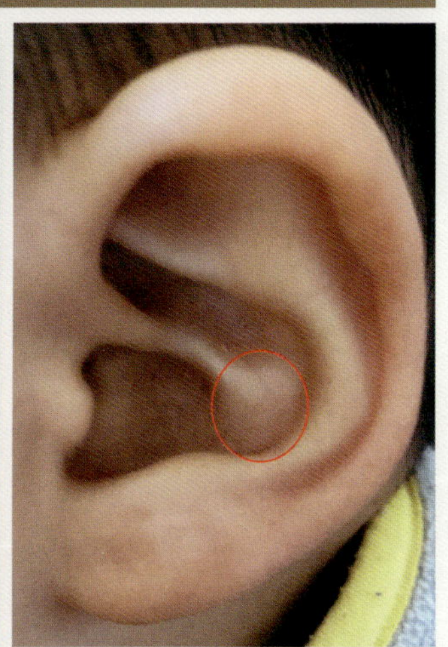

图 167　浅表性胃炎（倒食）：耳轮脚末端呈片状白色隆起

六、急性胃炎

【特点】 耳轮脚末端可见毛细血管扩张。见图 168。

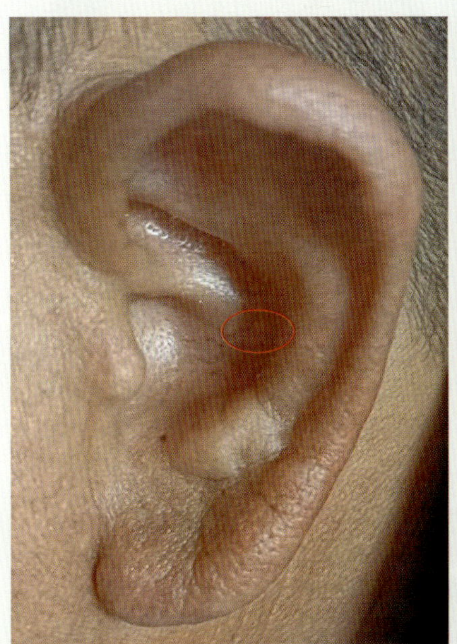
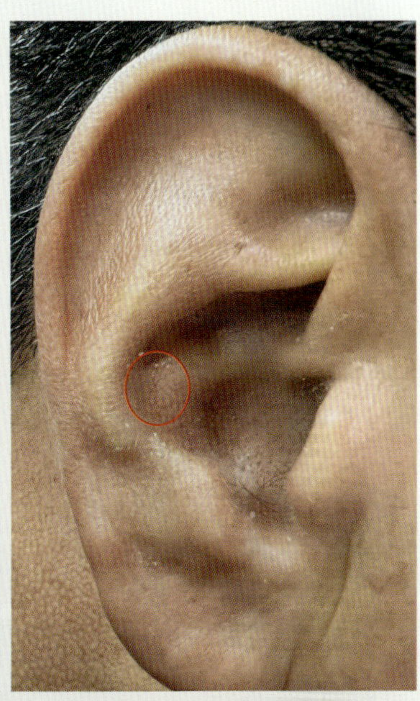

图 168 急性胃炎：耳轮脚末端见毛细血管扩张

七、慢性胃炎

【特点】 耳轮脚末端呈褐色。见图 169。

八、萎缩性胃炎

【特点】 胃区低凹，似瘢痕样改变。见图 170。

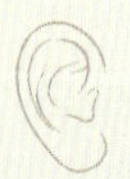

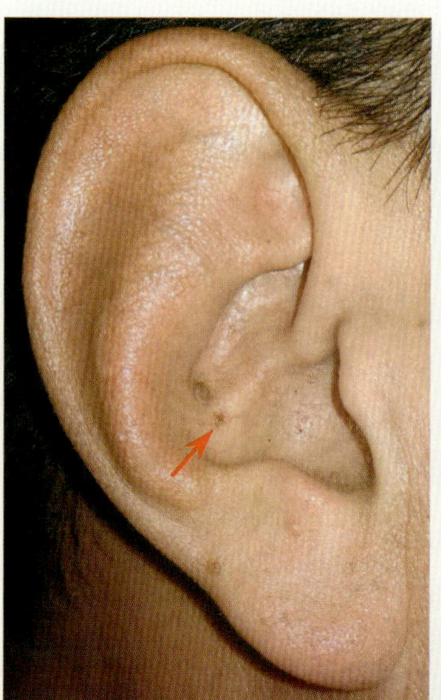

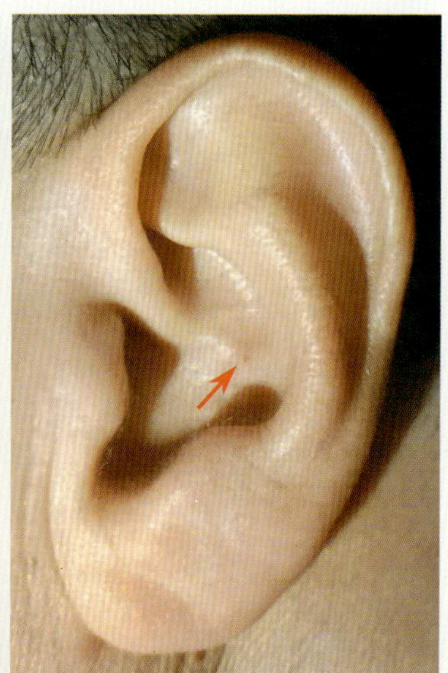

图 169　慢性胃炎：耳轮脚末端呈褐色

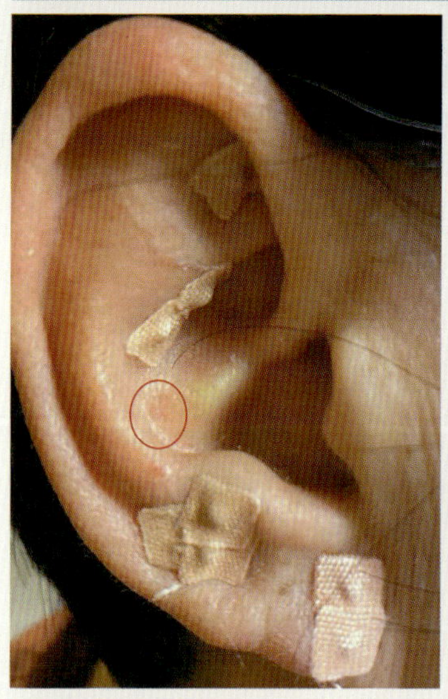

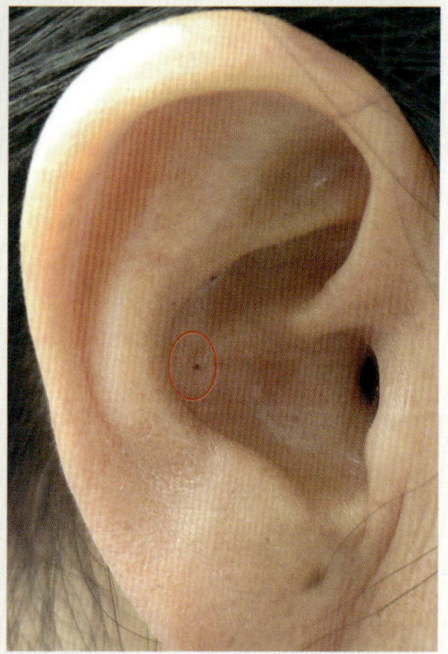

图 170　萎缩性胃炎：胃区呈瘢痕样凹陷

九、糜烂性胃炎

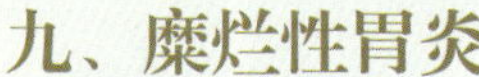

【特点】 胃区低凹,呈片状凹陷。见图 171。

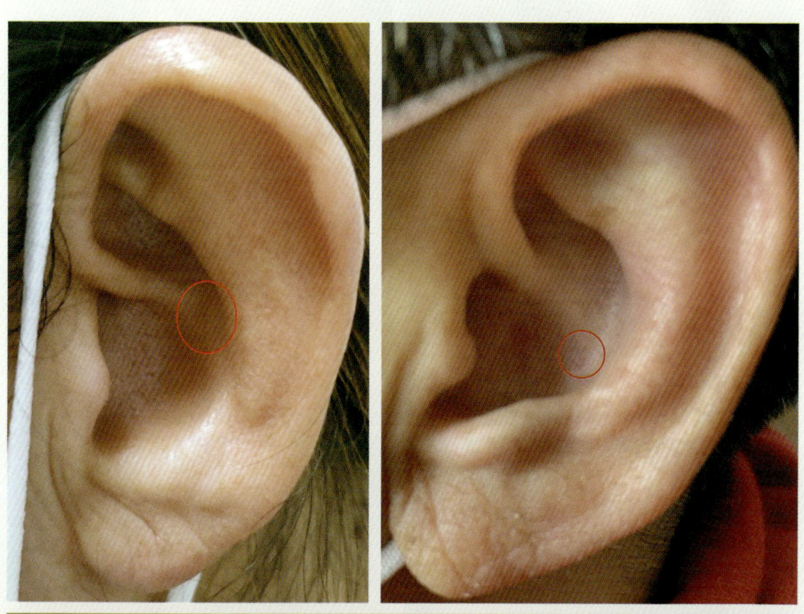

图 171 糜烂性胃炎:胃区呈片状凹陷

十、十二指肠溃疡

【特点】 十二指肠区呈点状红色凹陷。见图 172~图 174。

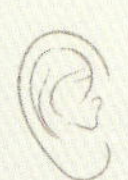

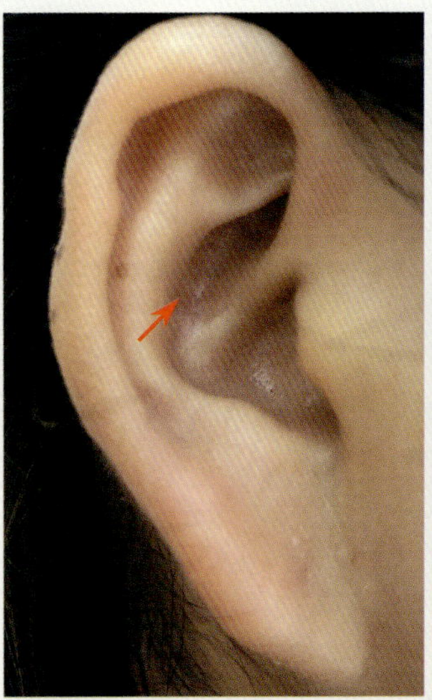

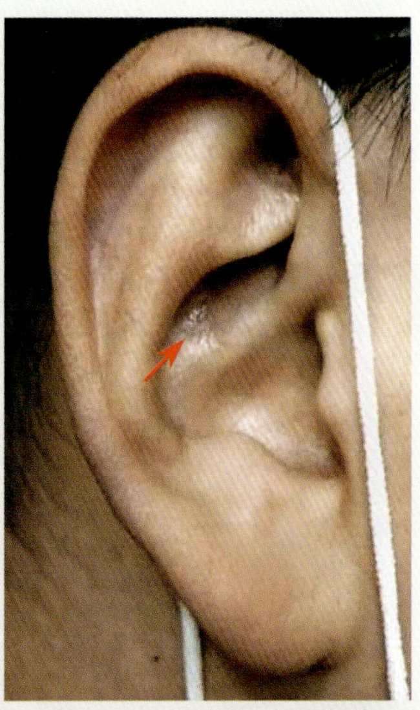

图 172　十二指肠溃疡：十二指肠区呈点状凹陷

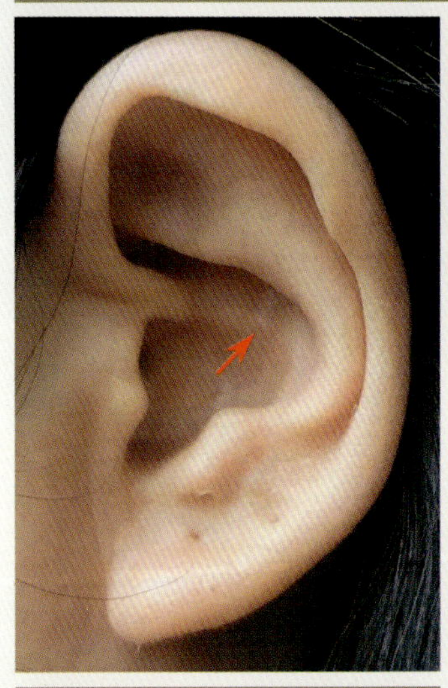

图 173　十二指肠溃疡空腹痛：十二指肠区呈白色凹陷

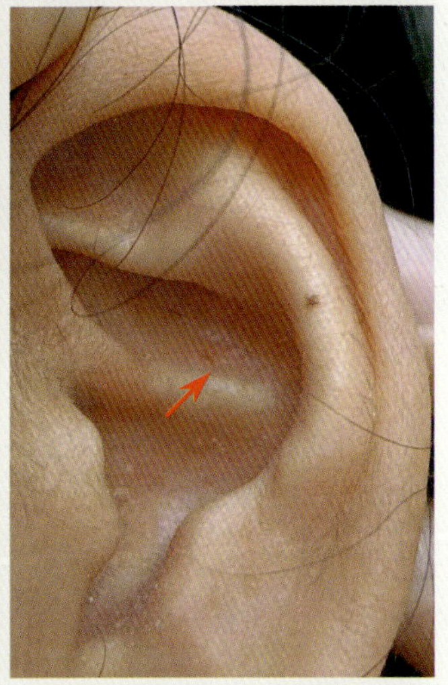

图 174　十二指肠溃疡（吃东西吐了后才舒服）：十二指肠区呈点状红色凹陷

十一、十二指肠炎

【特点】 十二指肠区呈片状凹陷，中间可见毛细血管扩张或红色隆起。见图 175、图 176。

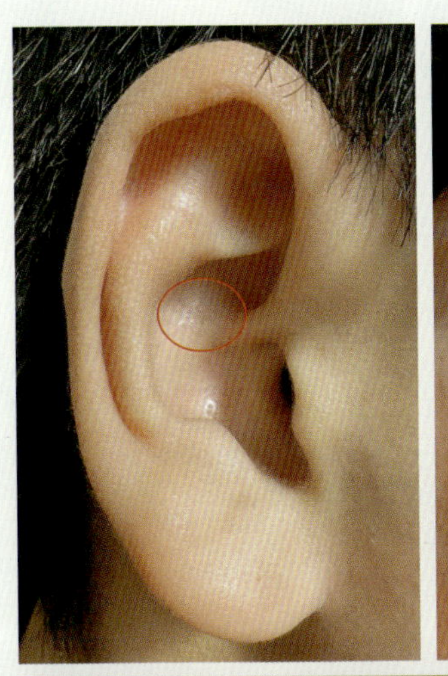
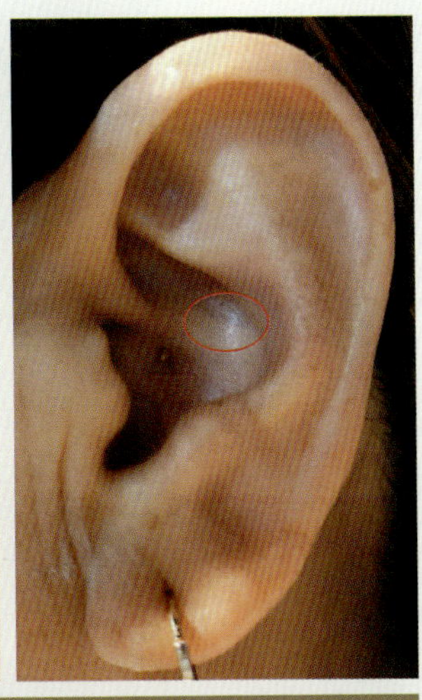

图 175　十二指肠炎：十二指肠区呈片状凹陷

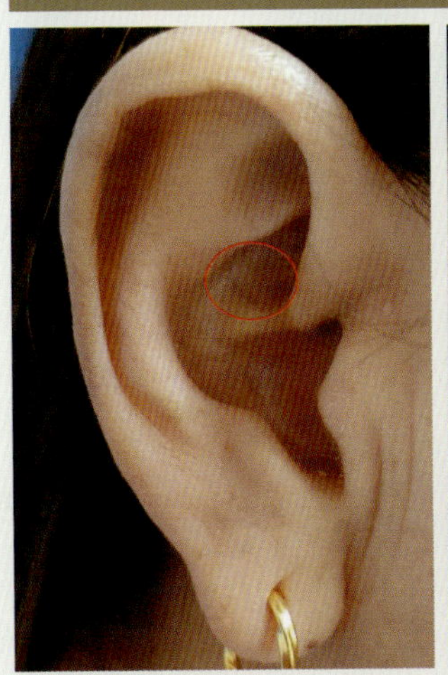
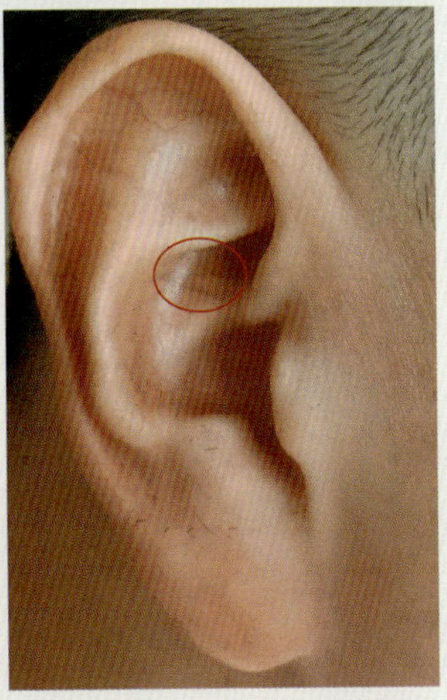

图 176　十二指肠炎：十二指肠区见毛细血管扩张

十二、便溏、腹泻

【特点】 大肠区或乙状结肠区（阑尾区）凹陷。见图 177、图 178。

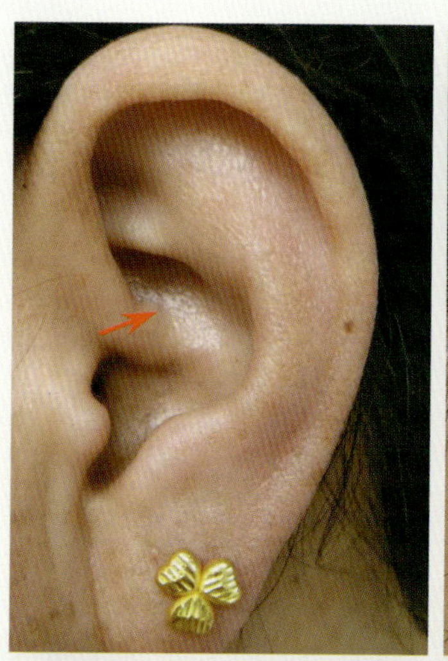
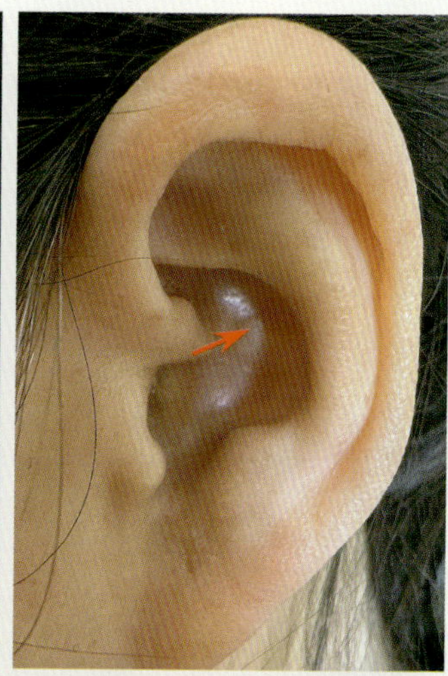

图 177　便溏、腹泻：大肠穴或乙状结肠区凹陷

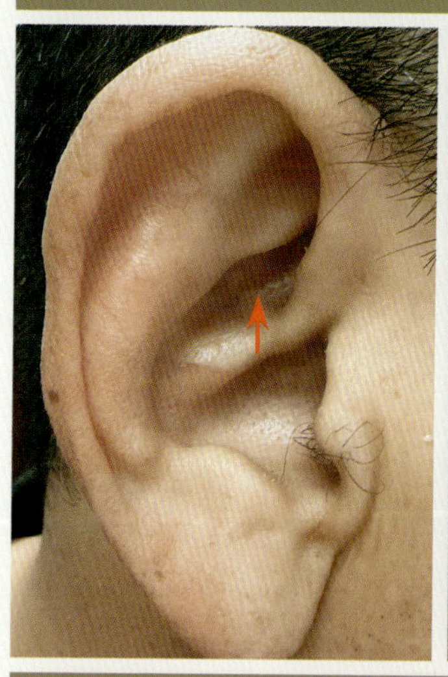
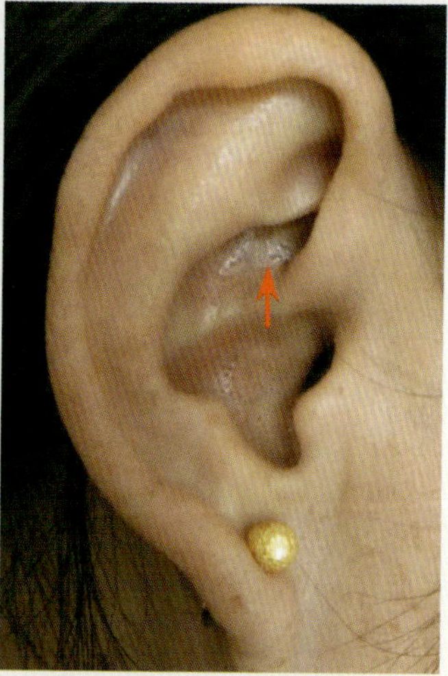

图 178　便溏、腹泻：大肠穴或阑尾区凹陷

十三、便秘

【特点】 大肠区或乙状结肠区呈白色隆起。见图 179。

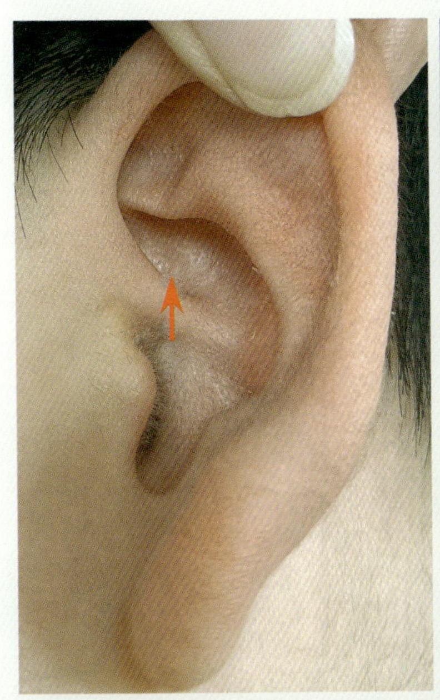

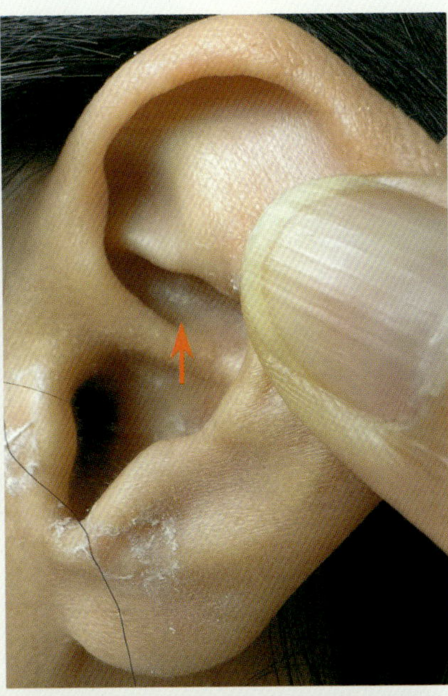

图 179 便秘、便干：大肠区白色隆起

第十二章
对耳轮部位的病症诊断

对耳轮对应人体的脊柱，是耳郭中凸起，并有一定向后的曲度的部位，对应人体的脊柱，由下向上依次为颈椎、胸椎、腰椎、骶椎和尾椎。常用于诊断脊椎的病症，如脊椎侧弯、颈椎病、胸椎病、腰椎病以及外伤性病症。对耳轮外侧缘对应颈椎、胸椎、腰椎、骶椎和尾椎相应部位的肌肉韧带以及乳腺，可以诊断颈椎韧带钙化、腰肌劳损以及乳腺疾病等。定位见图 180。

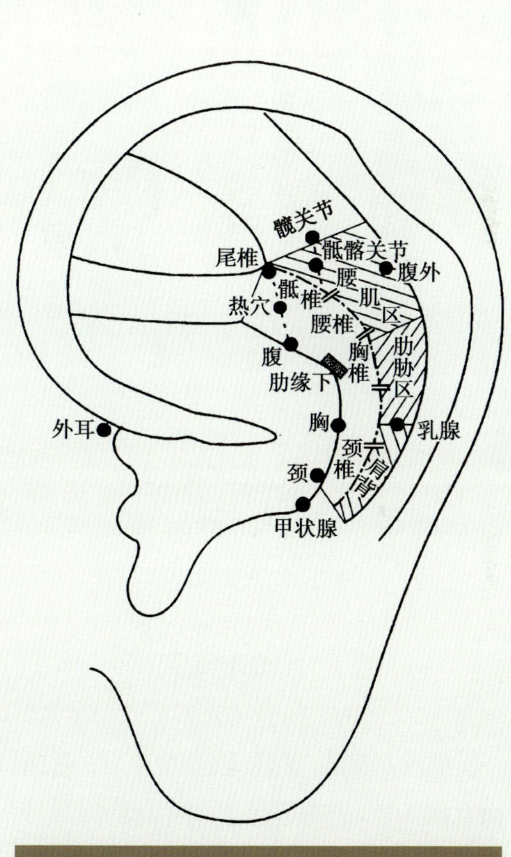

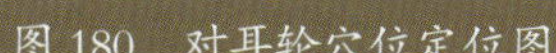
图 180　对耳轮穴位定位图

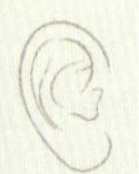

一、脊柱侧弯

【特点】 对耳轮体脊椎排列不规则。见图 181。

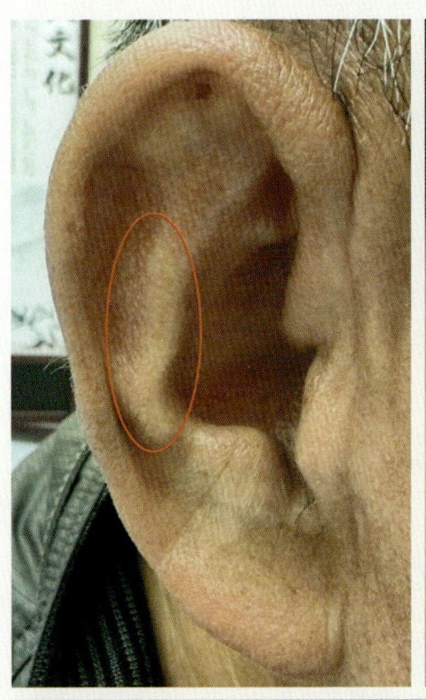

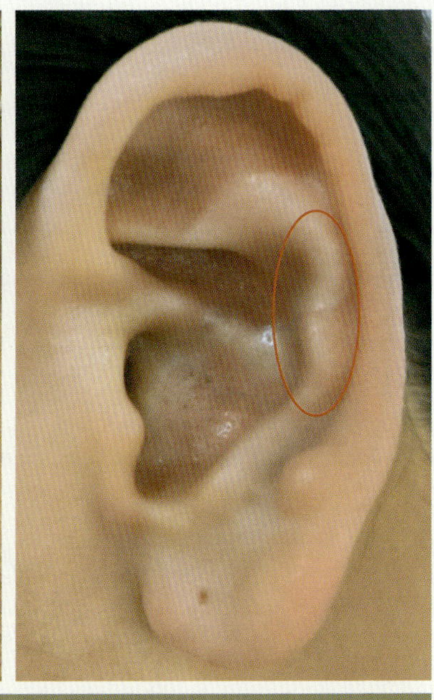

图 181　脊柱侧弯：对耳轮体脊椎排列不规则

二、颈椎病

【特点】 颈椎段呈隆起变形、软骨增生、红色、褐色等。见图 182（图 182–1、图 182–2）~图 186。

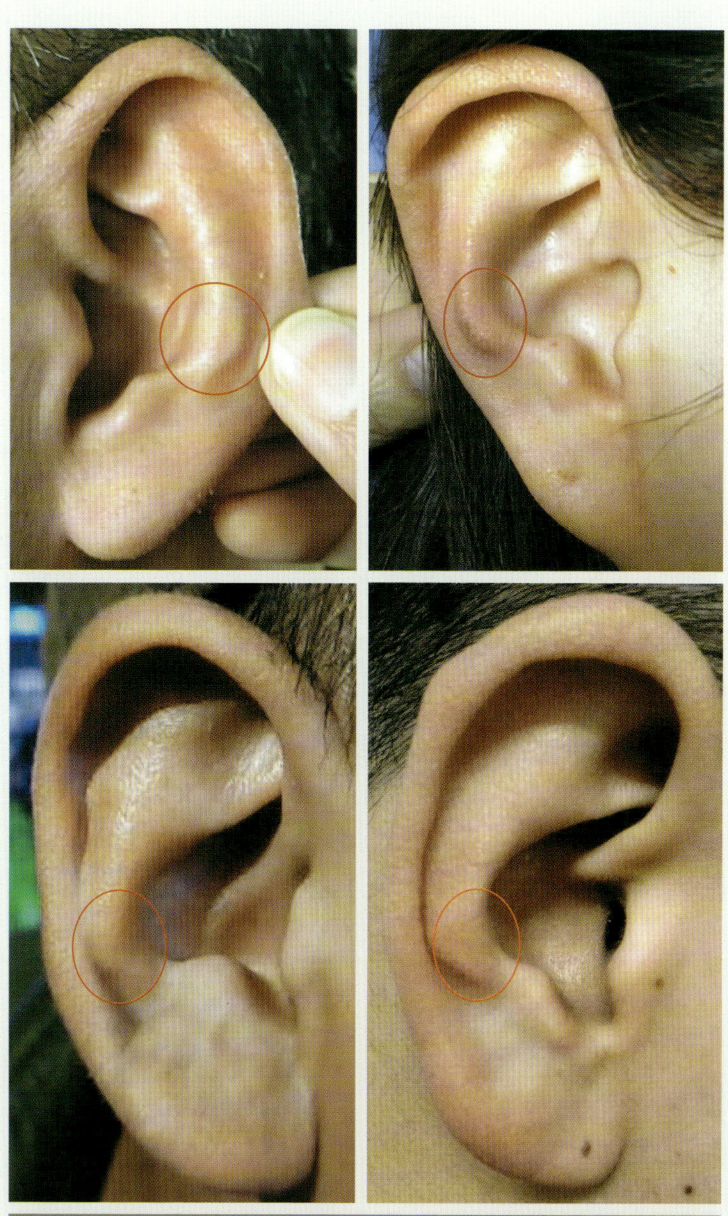

图 182-1 颈椎病:颈椎段变形①

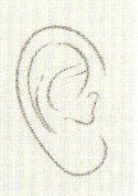

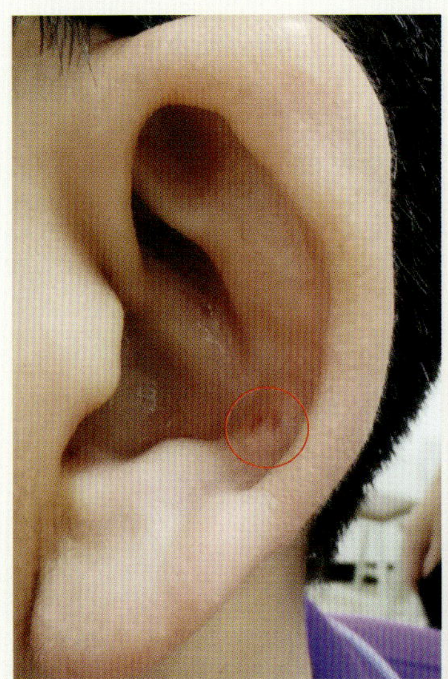
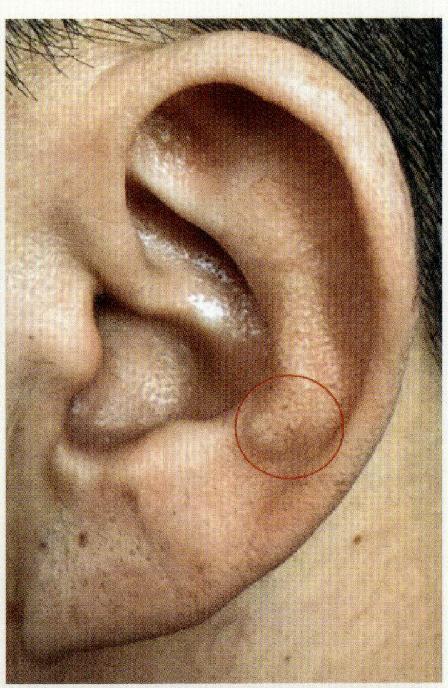

图 182-2　颈椎病:颈椎段变形②

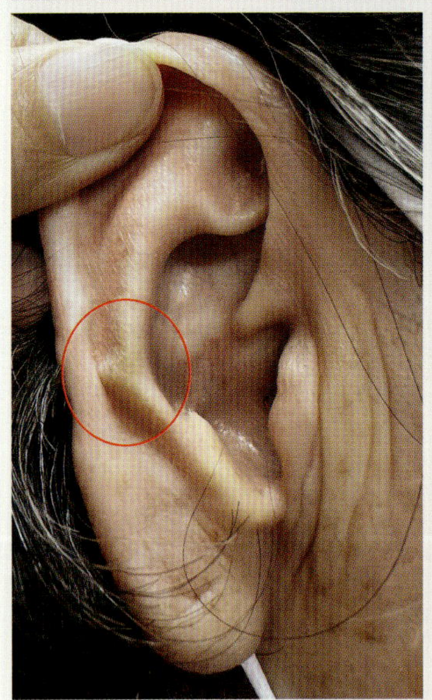
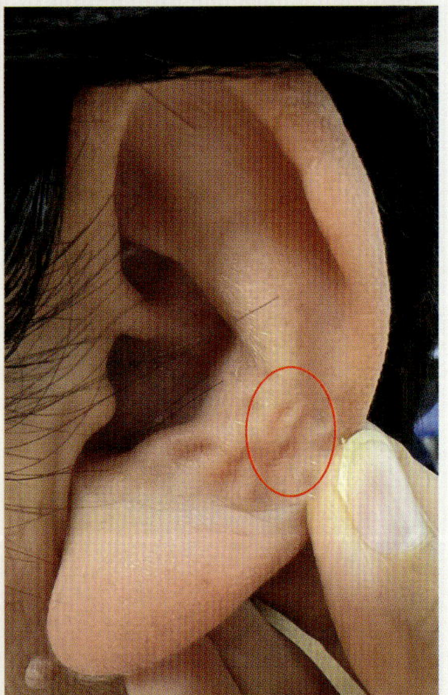

图 183　颈椎病:颈椎段增生

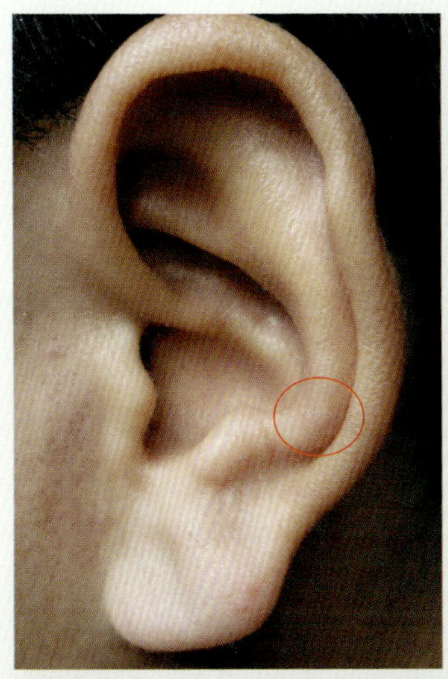

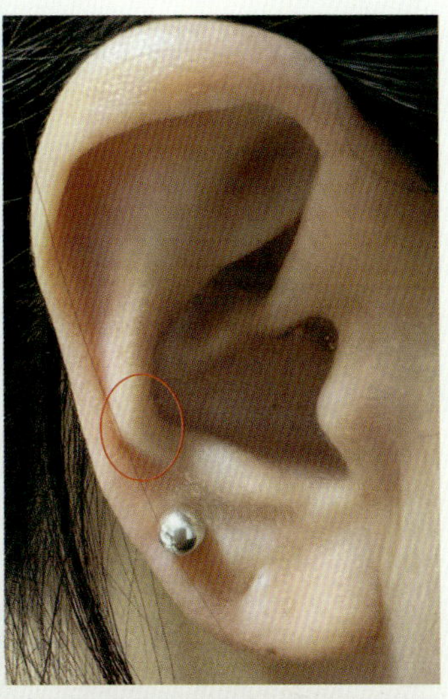

图 184　颈椎病:颈椎变形后凸

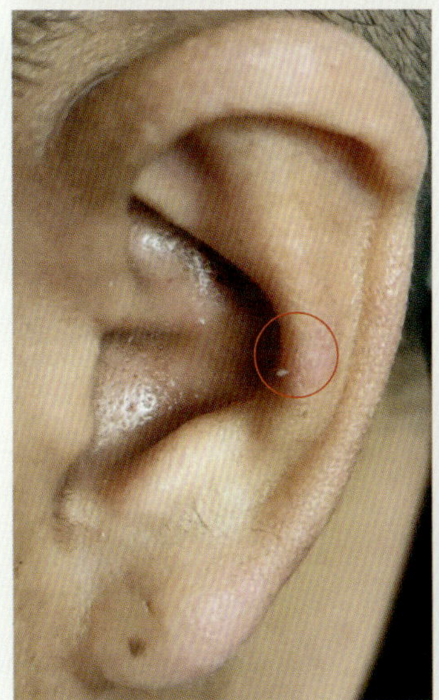

图 185　颈椎病发作期:颈椎段色红

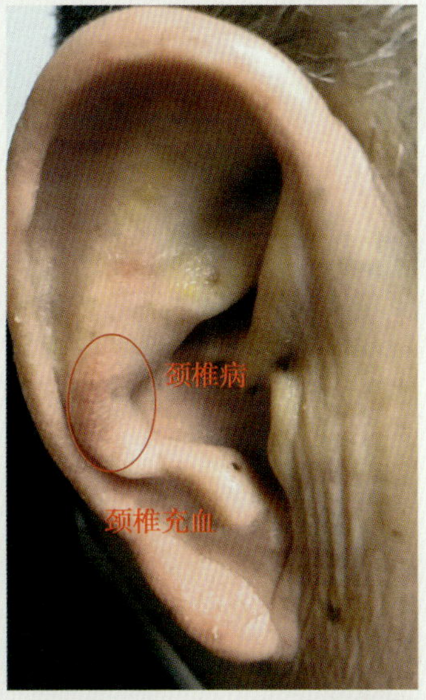

图 186　颈椎病 4 个月伴头晕干呕:颈椎段充血发红

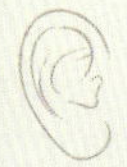

三、胸椎病

【特点】 胸椎段隆起变形、软骨增生、红色、褐色等。见图187、图188。

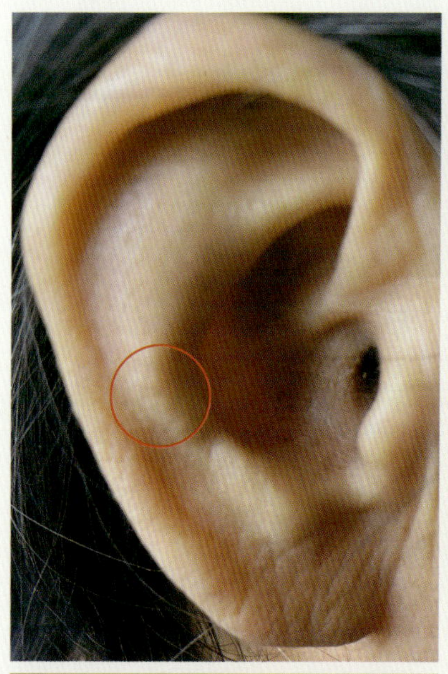

图187 胸椎疼痛:胸椎段隆起变形

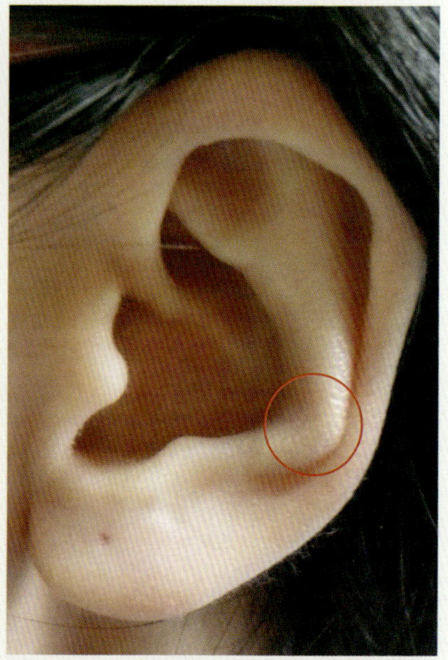

图188 驼背:胸椎段后突

四、急性腰痛

【特点】 腰椎段或骶椎段呈毛细血管红色扩张。见图189。

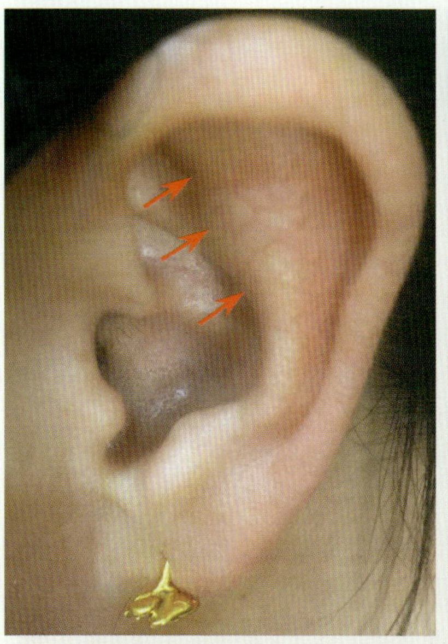
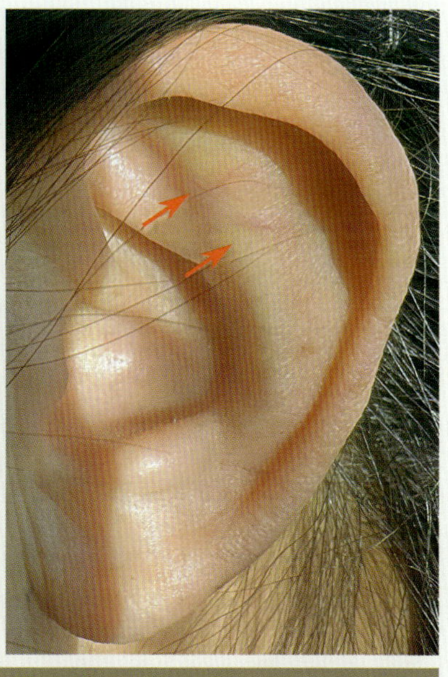

图 189　急性腰骶痛：腰椎段、骶椎段毛细血管红色扩张

五、慢性腰痛

【特点】 腰椎段呈褐色或毛细血管扩张。见图 190~图 193。

六、腰部外伤

【特点】 腰椎段有斜形粗大血管或条状软骨增生。见图 194~图 196。

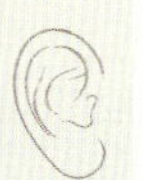

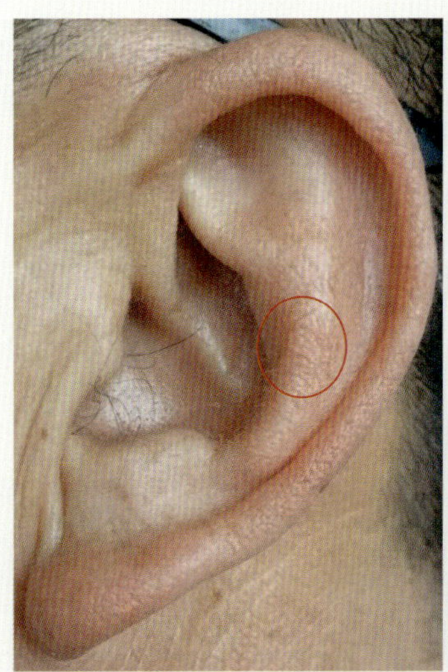

图 190 慢性腰痛：
腰椎段呈褐色

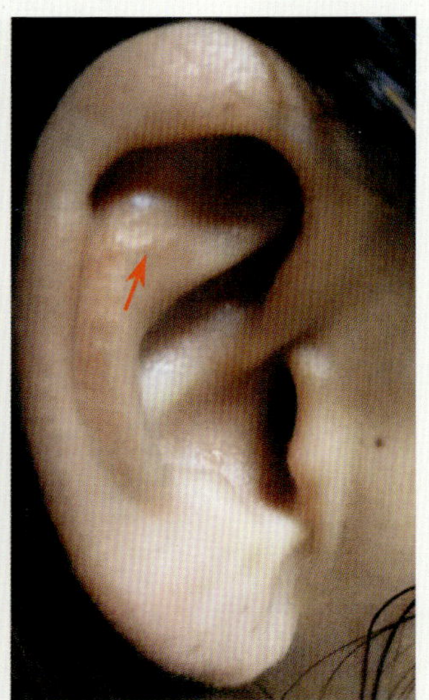

图 191 慢性腰痛：
腰椎段呈毛细血管扩张

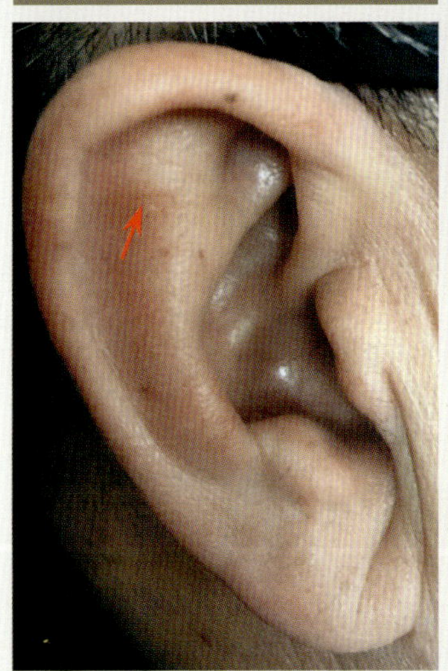

图 192 第五腰椎至第一骶椎椎间盘突出：腰椎段呈毛细血管扩张

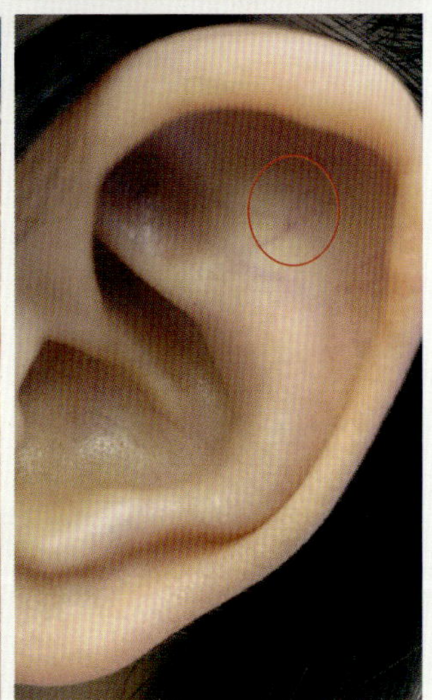

图 193 骶髂关节紊乱疼痛：
腰椎段呈毛细血管扩张

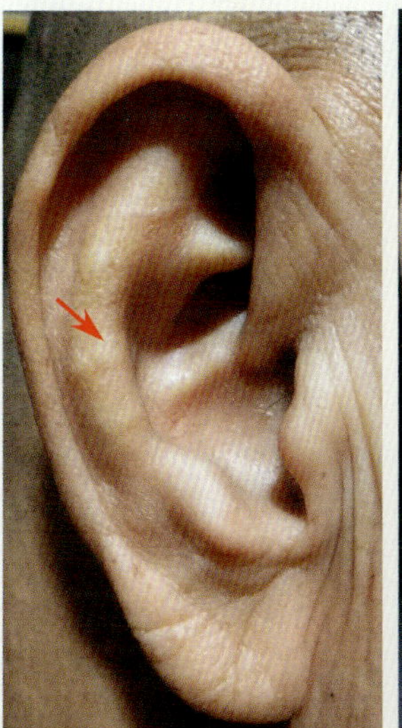

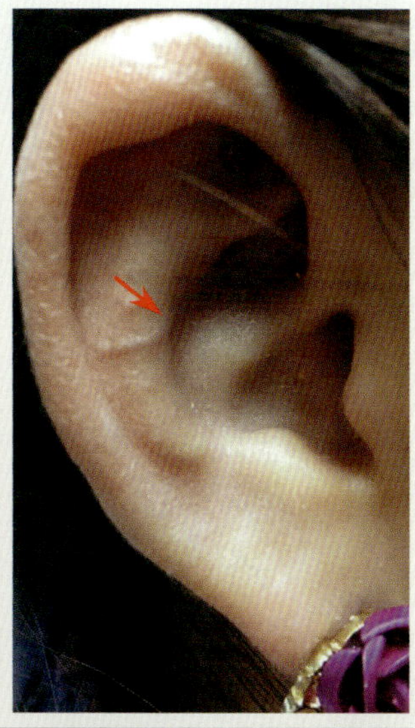

图 194　腰部外伤：腰椎段有斜形粗大血管

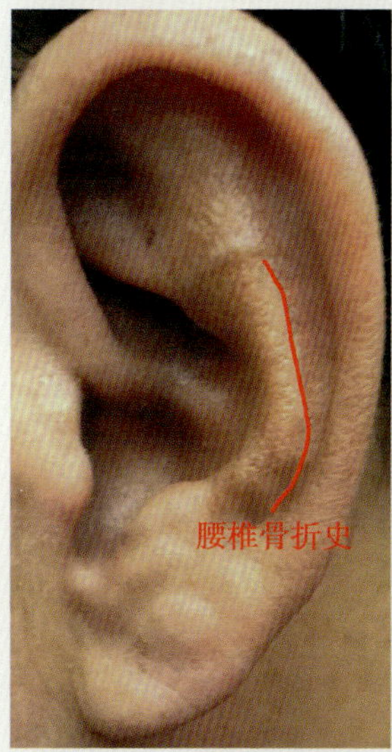

图 195　腰椎骨折：
腰椎段呈条状软骨增生

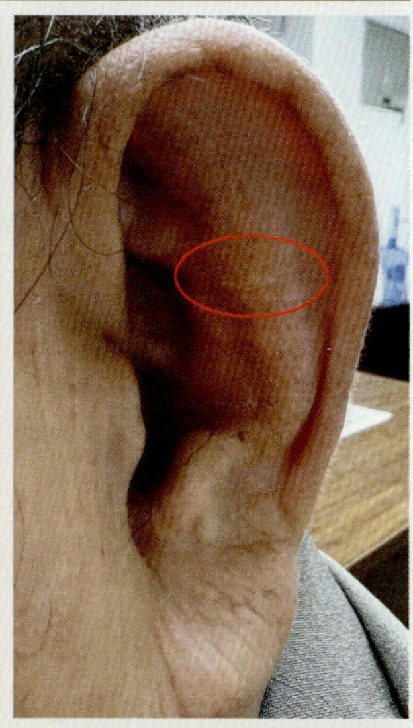

图 196　腰椎骨折
（年轻时开大吊车翻车引起）：
腰椎段呈条状软骨增生

七、肩痛

【特点】 锁骨、肩关节区肿胀变形。见图 197。

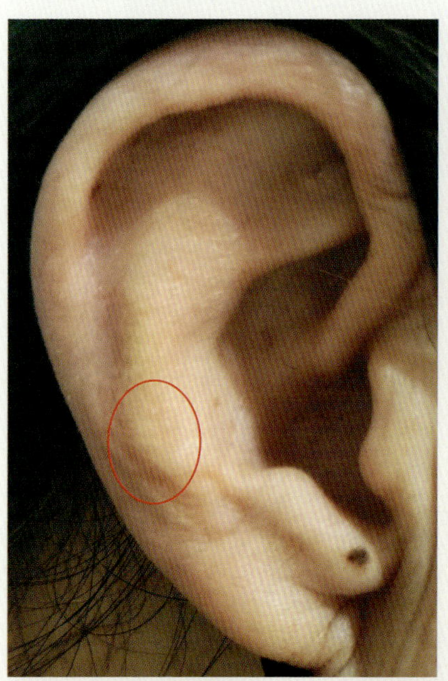
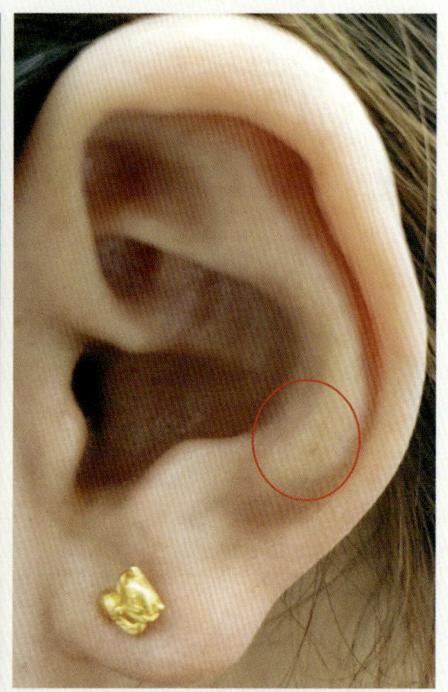

图 197　肩痛：锁骨、肩关节区肿胀变形

八、乳腺纤维瘤

【特点】 乳腺区呈结节状隆起。见图 198。

九、乳房肿瘤

【特点】 乳腺区呈条状变形。见图 199。

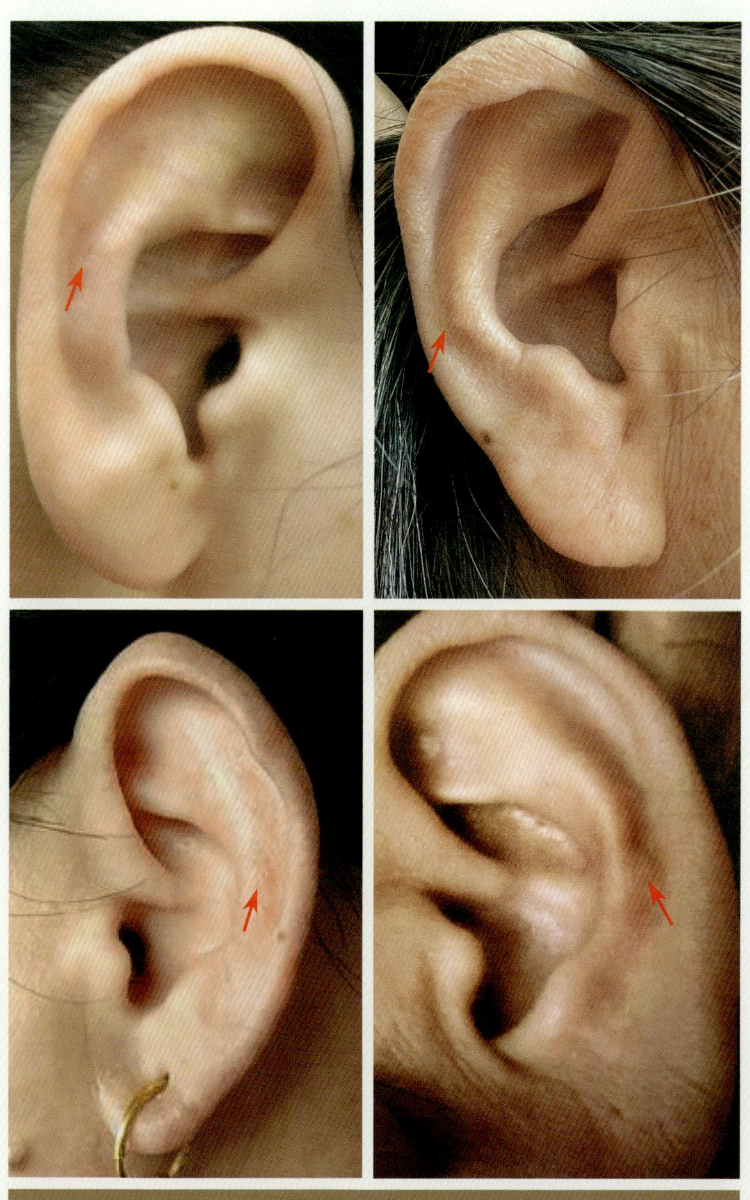

图 198　乳腺纤维瘤：乳腺区呈结节状隆起

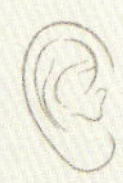

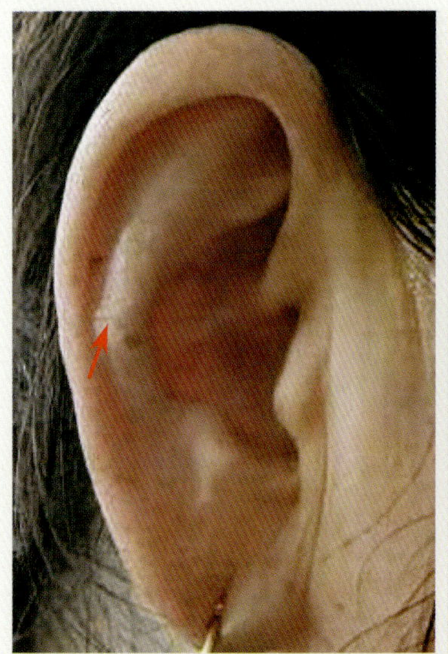

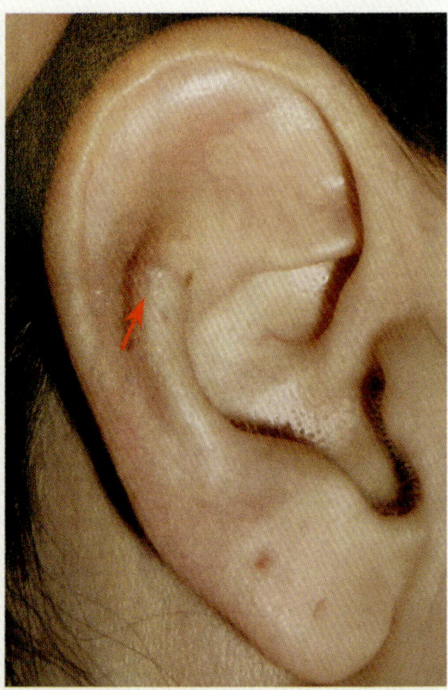

图 199　乳房肿瘤：乳腺区呈条状变形

十、甲状腺结节

【特点】 甲状腺穴呈结节状隆起或褐色改变。见图 200、图 201。

十一、甲状腺癌

【特点】 甲状腺穴呈暗灰色。见图 202。

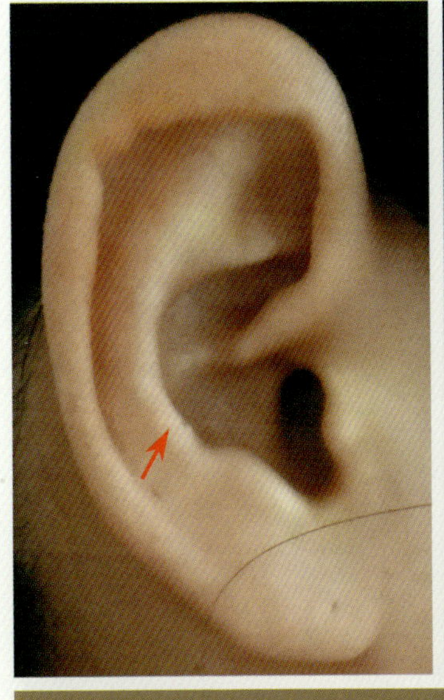
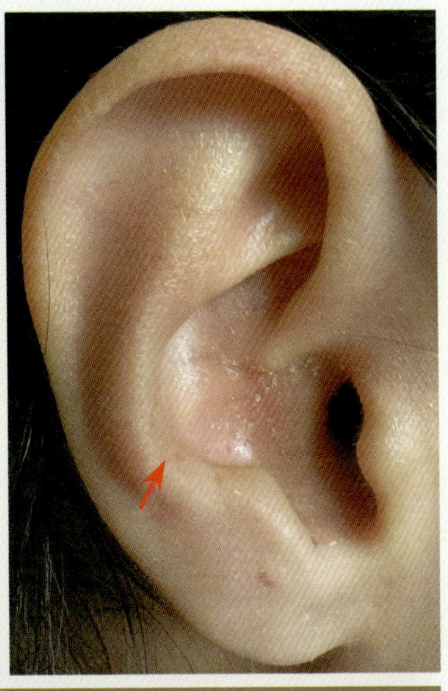

图 200　甲状腺穴结节：甲状腺穴呈结节状隆起

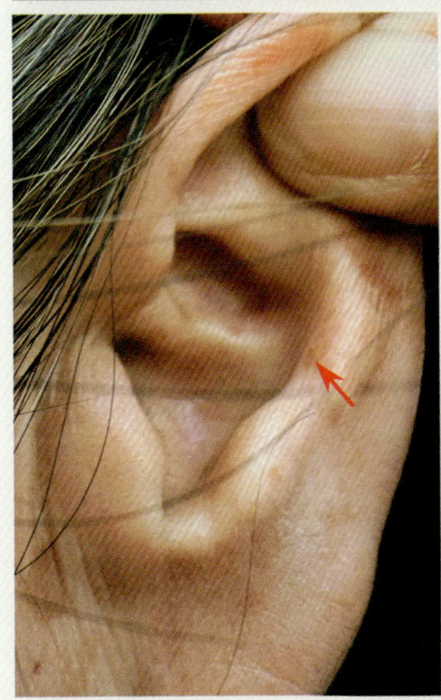
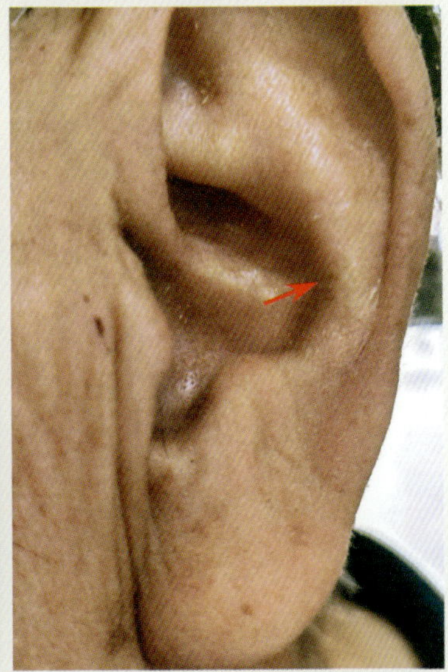

图 201　甲状腺穴结节：甲状腺穴呈褐色改变

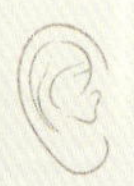

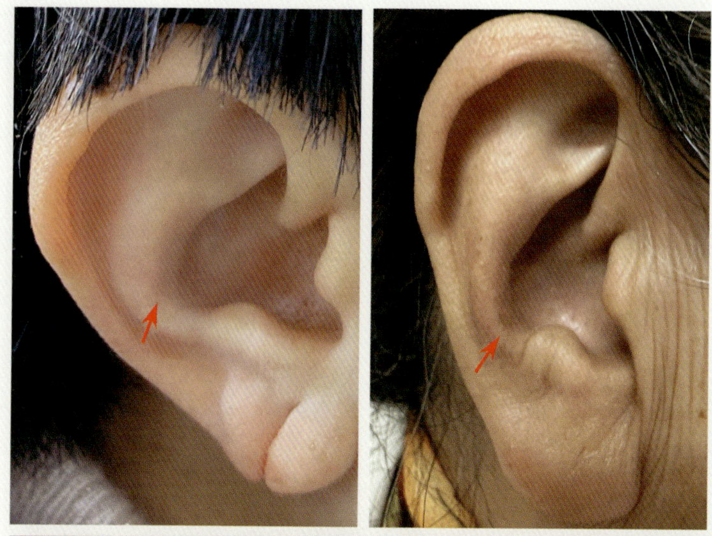

图 202 甲状腺癌：甲状腺穴呈暗灰色

第十三章
对耳轮上脚部位的病症诊断

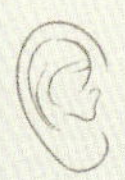

对耳轮上脚对应人体的下肢。常用于诊断髋关节、膝关节、踝关节的疼痛及外伤病症等。定位见图203。

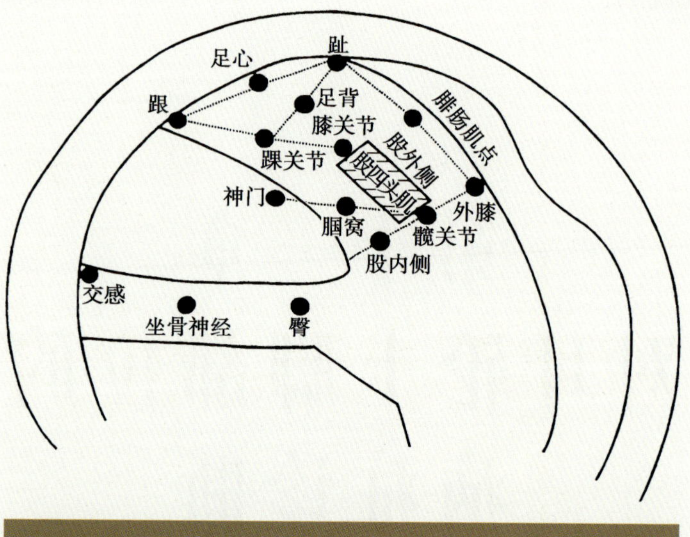

图 203　对耳轮上脚穴位定位图

一、坐骨神经痛

【特点】 髋关节、膝关节、踝关节、腰骶椎可见毛细血管呈放射状或数目不等的条段状或水波浪形红色充盈。见图 204。

二、髋关节痛

【特点】 髋关节区有变形或毛细血管扩张。见图 205、图 206。

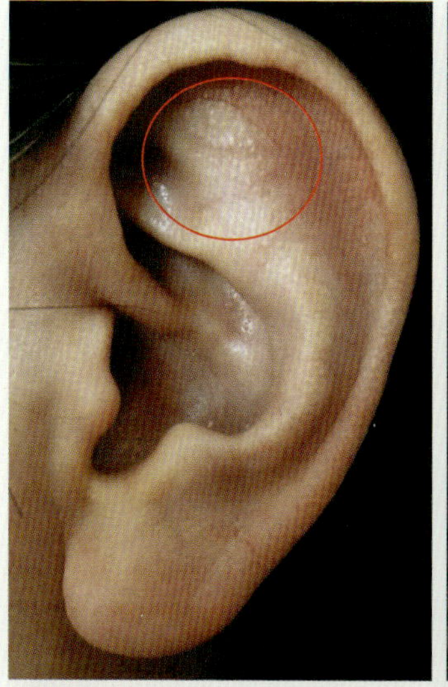
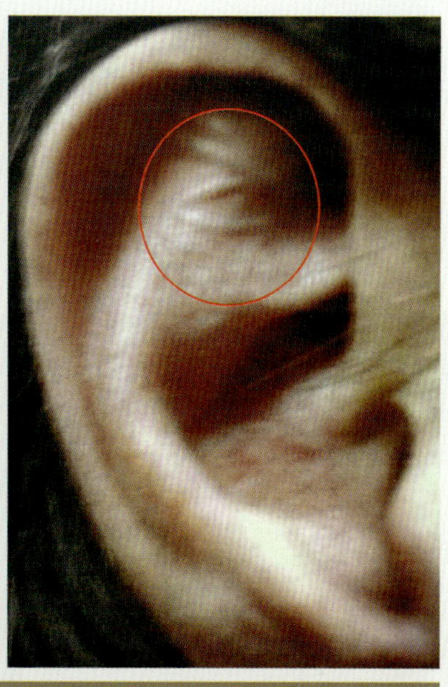

图 204　坐骨神经痛：髋关节、膝关节、踝关节、腰骶椎可见毛细血管呈放射状

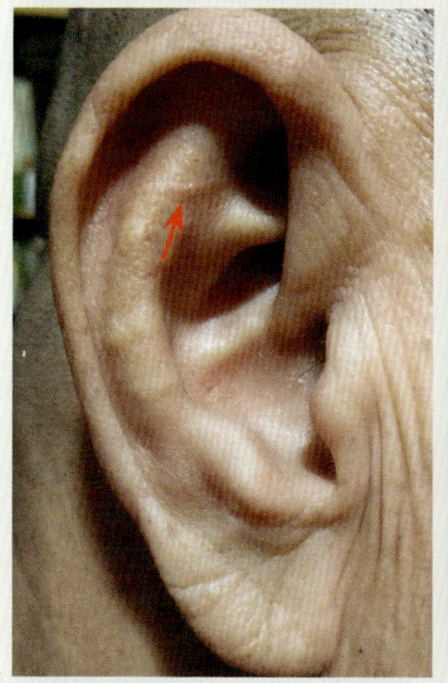

图 205　髋关节疼痛（外伤引起）：髋关节区见粗大血管

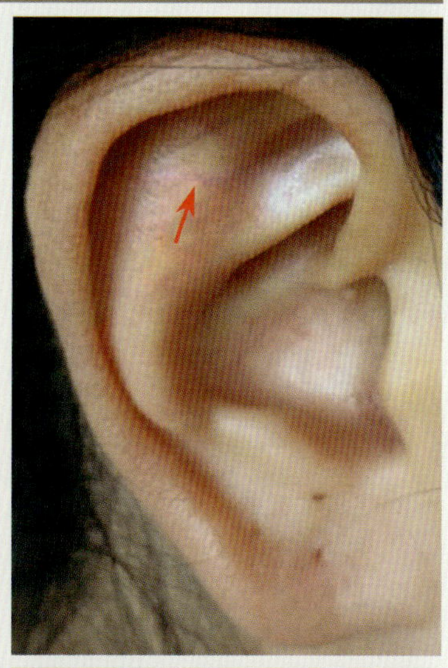

图 206　髋关节痛：髋关节区毛细血管扩张

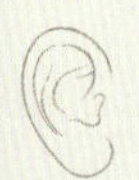

三、膝部外伤

【特点】 膝关节区域见斜形粗大血管或条状软骨增生。见图207、图208。

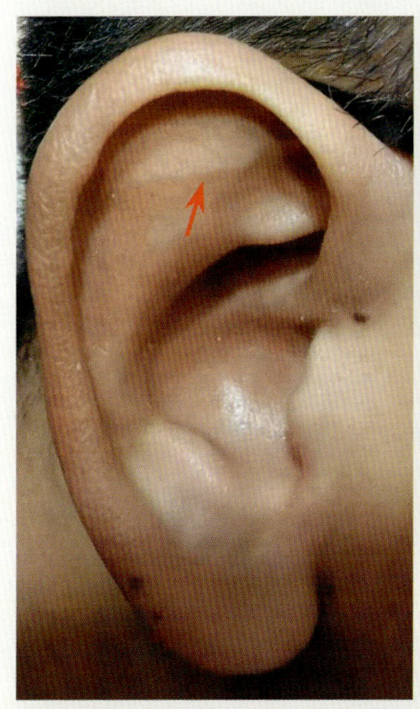

图207 膝部外伤
（小时膝盖摔伤，致睡前麻木）：
膝盖区域见斜形粗大血管

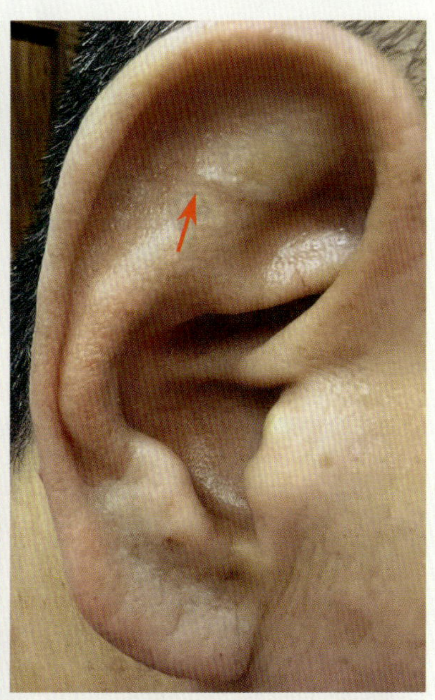

图208 膝部外伤
（左膝当兵时摔伤）：
膝盖区域见条状软骨增生

四、下肢瘫痪

【特点】 对耳轮下脚隆起不明显。见图209、图210。

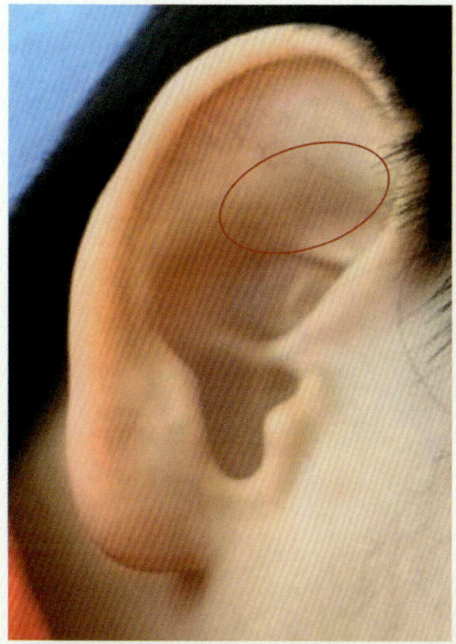

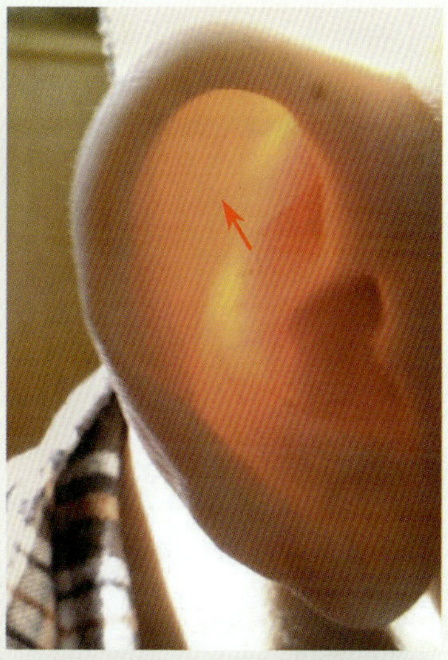

图 209　下肢瘫痪（小儿脑瘫伴肢体障碍）：对耳轮下脚隆起不明显

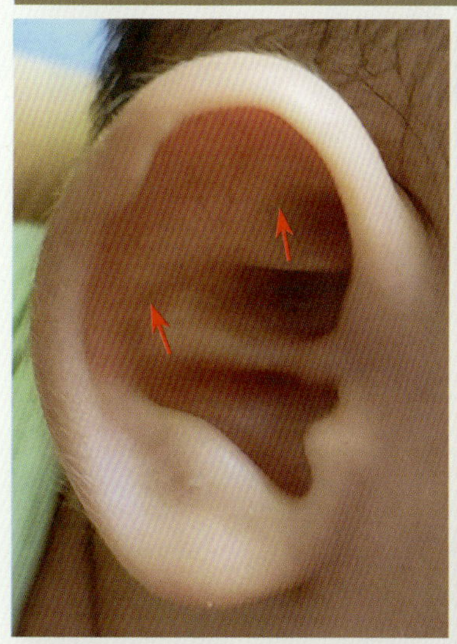

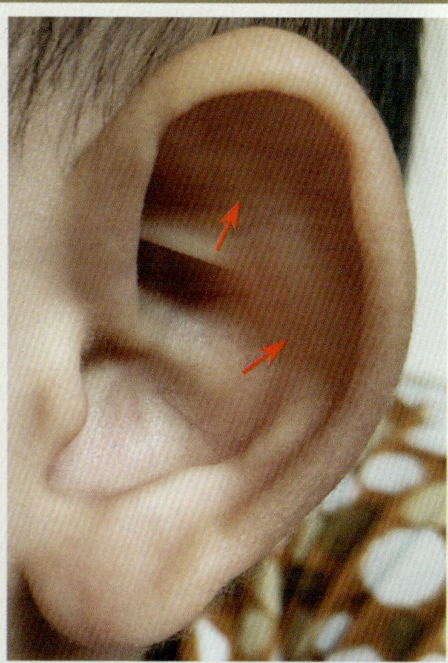

图 210　下肢瘫痪（脊柱、下肢先天发育不良）：
对耳轮体及对耳轮下脚隆起不明显

五、下肢疼痛

【特点】 对耳轮下脚见毛细血管扩张。见图 211-1、图 211-2。

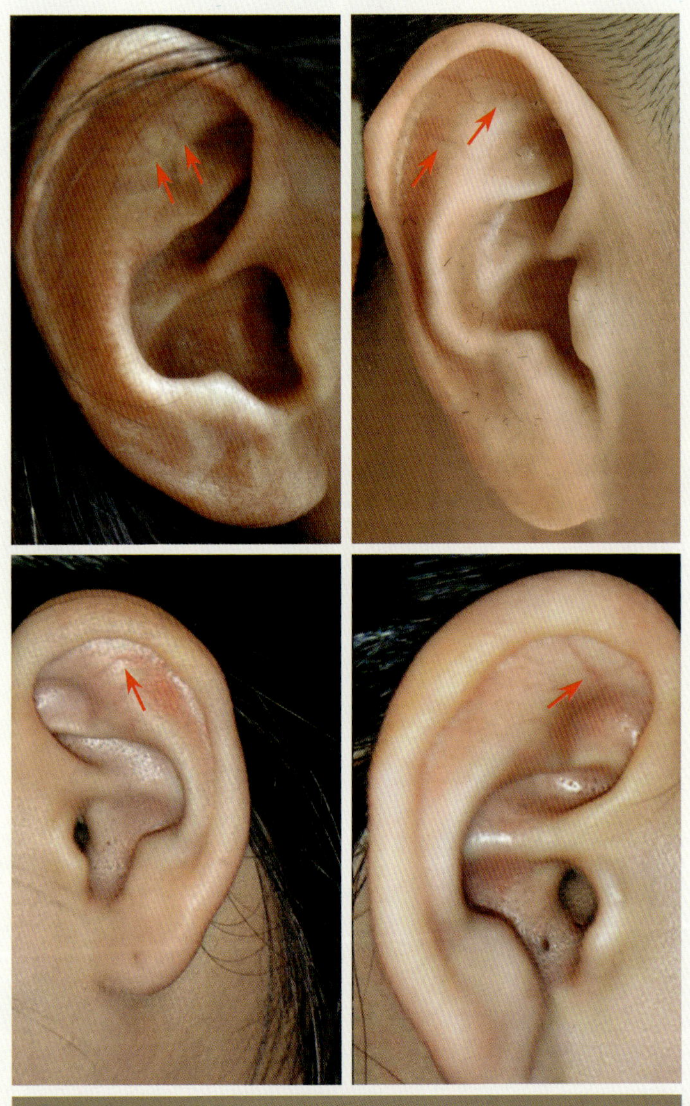

图 211-1　下肢疼痛：对耳轮下脚见毛细血管扩张①

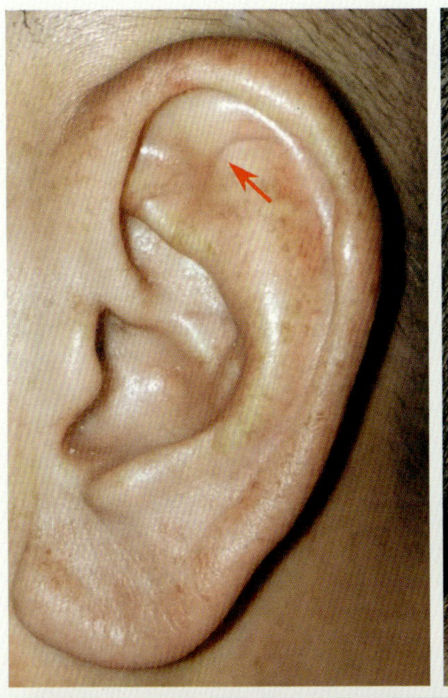
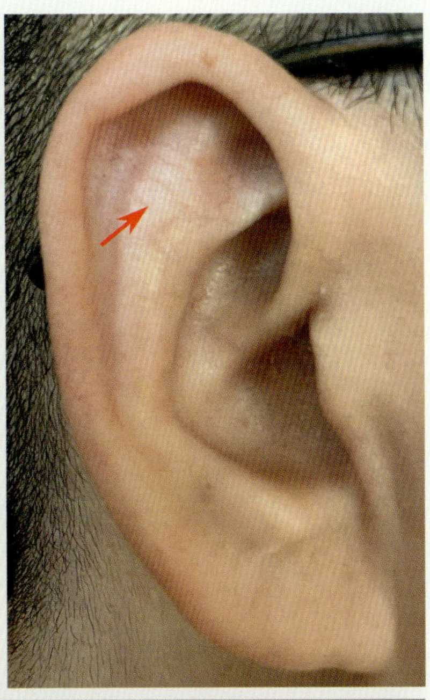

图 211-2　下肢疼痛：对耳轮下脚见毛细血管扩张②

六、踝关节骨折

【特点】 对耳轮上脚踝区域见隆起变形或粗大血管。见图212。

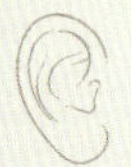

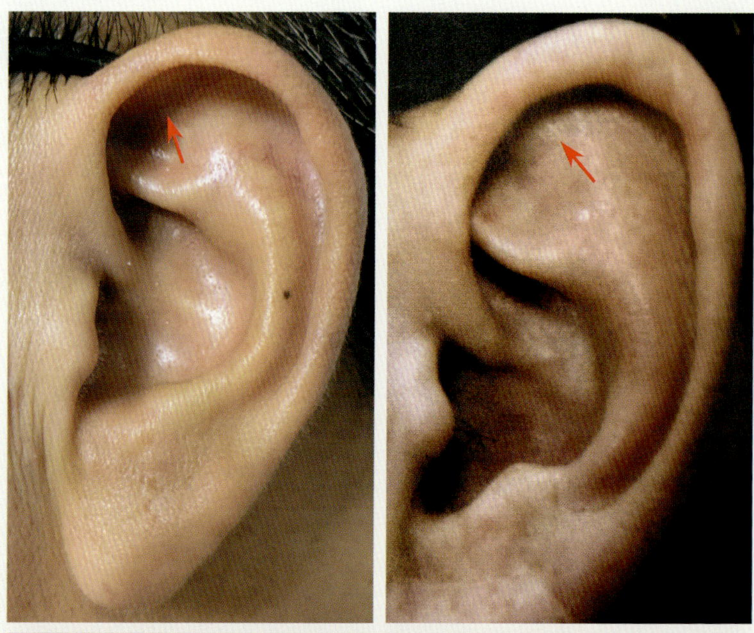

图 212　踝关节骨折:踝区域有隆起变形